—— 作者 ——

托尼·霍普

　　牛津大学医学伦理学教授，精神科名誉顾问医师，牛津大学医疗伦理和沟通中心的创立者。与人合著有《牛津临床医学手册》和《掌控你的心灵》。

A VERY SHORT
INTRODUCTION

MEDICAL
ETHICS

医学伦理

［英国］托尼·霍普 著

吴俊华　李方　裴劫人——译

译林出版社

图书在版编目（CIP）数据

医学伦理 /（英）托尼·霍普（Tony Hope）著；吴
俊华,李方,裴劼人译. —南京：译林出版社，
2024.1
（译林通识课）
书名原文：Medical Ethics: A Very Short
Introduction
ISBN 978-7-5447-9962-1

Ⅰ.①医… Ⅱ.①托… ②吴… ③李… ④裴… Ⅲ.
①医学伦理学 Ⅳ.① R-052

中国国家版本馆 CIP 数据核字（2023）第 218542 号

著作权合同登记号　图字：10-2023-426 号

医学伦理　［英国］托尼·霍普／著　吴俊华　李　方　裴劼人／译

责任编辑　许　昆
装帧设计　孙逸桐
校　对　梅　娟
责任印制　董　虎

原文出版　Oxford University Press, 2004
出版发行　译林出版社
地　　址　南京市湖南路 1 号 A 楼
邮　　箱　yilin@yilin.com
网　　址　www.yilin.com
市场热线　025-86633278
排　　版　南京展望文化发展有限公司
印　　刷　徐州绪权印刷有限公司
开　　本　850 毫米 ×1168 毫米　1/32
印　　张　5.25
插　　页　4
版　　次　2024 年 1 月第 1 版
印　　次　2024 年 1 月第 1 次印刷
书　　号　ISBN 978-7-5447-9962-1
定　　价　59.00 元

序 言

孙慕义

医学伦理关系产生于远古时期，医学道德的思想也源远流长，但医学伦理学真正成为一门指导医学伦理关系、医学道德决策和行为选择的学科，还是在20世纪初。由于生命科学技术和医学本身的发展，以及人们的健康需求，医学伦理学逐渐扩展为生命伦理学，并于20世纪70年代传入中国。由于它的重要作用与价值，仅仅三十余年的时间，它就发展成为一门显学。

医学伦理学对生命进行思考，包含了对生命原始的追问和对人类未来生命的渴盼及困惑（生命科学技术引发了人类的恐惧）。当代医学伦理学背负着人类的命运，并始终针对公民健康权利的维护等重大社会与时代问题，是生命科学和人文科学间的纽带，业已成为哲学与伦理学中的焦点学科。与此同时，医学伦理学的理论与体系还不够成熟，许多基本问题还难以得到最终解决，而生命科学技术、药械研发、医患冲突、医疗公正和卫生改革等问题又急需得到理论与政策上的回应。我们必须通过道德哲学的研究、探索与训练，找到一种适于介入现实和走向未来的方式。

令我们欣喜的是，细心的出版人和译者在诸多的文化作品中，向我们推介了这一部来自西方临床医学社会的医学伦理学读物。本书用轻松、机智、灵动、明快的笔调和现实职业生涯中一组组生动的案例，使人深思和觉醒。作者没有用纯粹、艰涩的道德理论来讨论他所选择的各类问题，但几乎每一章都立场鲜明地对这些问题给予了清晰精致的分析，对于遗传、生殖技术、安乐死、卫生资源的分配、精神病人的权利、临床中父权主义和知情同意原则的应用、心理健康、医生修养、医学科学研究以及照护老人时的家庭角色冲突等等，都提出了较为明确的观点。本书还令人信服地运用了道德哲学的推理程序，给读者一个或几个合理性的辩护理由，展现出了一位维护生命和敬畏生命的实践家切身的心理体验与现实感受。

作者收集和整理了许多生动的案例，很有意义，也很发人深省。我欣赏这位西方伦理学教授做出的对全人类有益的思考。我愿意推荐这本精致、通俗的医学伦理学小书，并相信它可以使所有人受惠。尽管书中没有什么艰深的理论，但它就生命和医疗关系给予了我们新的道德启示。对于我们当代中国的医务人员和医学生来说，这是一本很优秀的修习范本，既能够弥补教学上的缺憾，也可以在文化意识方面助推生命道德观教育，使学生学会临床上医学伦理难题的破解方法，化解复杂伦理评估中的矛盾和人际争执，成为一位理性、睿智的医学伦理临床实践者。其他读者在阅读本书之后也一定会成为一位明智的、克服情绪化的病人或是一位有医学道德素养的病人家属。

为了全人类和我们自己的幸福，我们应该具备医学伦理观，正如书中的一段引自J.S.米尔的话：

> 幸福是不是道德应当指向的目标——一定程度上应当是一个目标，而不应当受模糊的感觉或令人费解的内在信念的控制，应当成为理性与思考的问题，而不应当仅仅是情感——对道德哲学这一概念本身来说是本质的……

感谢作者、译者与出版人，给了我们一本讲述医学伦理的好书，相信它会给所有需要它的人带来信心、力量与智慧。

本书献给我的母亲玛丽昂·霍普和父亲罗纳德·霍普，

他们激起了我对阅读和推理的热爱

浮平顿勋爵：哎呀，这就是我说的疲惫，夫人。不用想就知道是不可能平静的：现在思考对我来说是世界上最令人疲惫的事情。

阿曼达：难道阁下不热爱阅读？

浮平顿勋爵：哦，非常喜欢，夫人。但是我从来不思考我读过的书。

贝林西娅：哎呀，阁下怎么会读书而不思考呢？

浮平顿勋爵：哦，上帝啊！夫人，您每次祈祷都很专心吗？

阿曼达：好吧，我必须承认我认为读书是世界上最好的娱乐。

浮平顿勋爵：我非常同意您的想法，夫人，我有一个私人画廊（我经常漫步于其中），里面都是书和镜子。夫人，我把它们装饰和排列得非常漂亮，我敢在上帝面前这样说，在里面漫步和阅览是这个世界上最有意思的事情。

阿曼达：是的，我也喜欢整洁的图书馆。但是，我认为，书的内容也要受人欢迎才好。

浮平顿勋爵：我必须承认，我对此丝毫不介意。读书乃是以别人脑筋里制造出的矫揉造作的东西自娱。

（约翰·范布勒，《故态复萌》，第二幕，第一场）

目　录

第一章

医学伦理学何以令人激动？

> "我没那么多时间去思考，"他用一种略带防卫的语气
> 说，"我只是把我成千上万的冰激凌卖给大家。哲学就留给
> 醉汉们吧。"
>
> （冰激凌摊贩，摘自马尔科姆·普莱斯，
>
> 《阿伯里斯特维斯，我的爱》）

医学伦理学会引起各种人的兴趣：既有思想家，也有实干
家；既有哲学家，也有男男女女的活动家。它涉及一些重大的道
德问题：例如安乐死和杀人的道德压力。它还将我们领入了政治
哲学的领域。受到必然限制的卫生保健资源应当如何分配？决
策程序应当是怎样的？医学伦理学还与法律问题相关。医生实
施安乐死总是一种犯罪行为吗？什么时候才能违背一个精神病
人的意愿对其进行治疗？此外，医学伦理学还探讨了一个值得关
注的世界性议题，即富国与贫国之间的正确关系。

现代医学创造了新的道德选择，并给我们已有的传统观点带
来了挑战。克隆给许多电影带来了灵感，也给人们带来了很多担
忧。创造半人半兽生物的可能性已经离我们不远了。生殖技术

引出了一个很抽象的问题：我们应当如何考虑那些尚未出生——也可能从不会存在的生命的利益？这个问题让我们从医学以外的角度来考虑我们应对人类的未来承担的责任。

从形而上学到日常实践都属于医学伦理学的范畴。医学伦理学不仅涉及这些大问题，而且也涉及日常的医学实践。医生与人们的性命密切相关，日常生活中充满了道德压力。一位有些痴呆的老年妇女患上了一种急性的、危及生命的疾病。是应该让她在医院里接受所有现有的药物和技术治疗，还是应该让她舒服地待在家里养病呢？一家人无法达成一致。这件事可能根本无法上头版头条；但是，正如奥登笔下的古典画家所认为的那样，大多数时间里，对于大多数人来说平常的事就是重要的事。我们在从事医学伦理学研究时，必须准备好与理论进行抗争，花时间思考并发挥想象力。但是我们还必须做好务实的准备：能够采用一种严肃、切实的方法。

我自己对于医学伦理学的兴趣是从理论开始的，当时我在读一个有哲学课程的学位。但当我进入医学院以后，我的爱好更多地偏向了实用。决定总是要做的，病人也总是要救助的。我被训练成了一位精神病医生，伦理学在我作为医生和临床学家的工作中仅成为了我的一丝兴趣。随着临床经验的积累，我越来越清楚地意识到伦理价值是医学的核心。我的训练中强调得比较多的是临床决策中应用科学依据的重要性。很少有人会想去论证，更不会有人注意到这些决策背后的伦理假设的正确性。因此我更多地向医学伦理学靠拢，期待医学实践以及患者能从伦理学推理

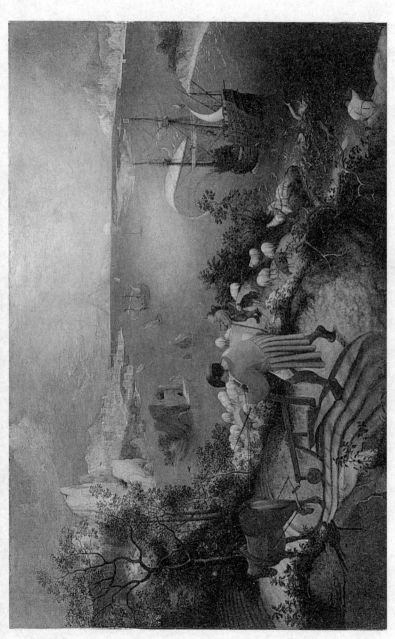

图 1 医学伦理学与农夫相关，也与伊卡洛斯（刚好能看见他的双腿消失在大海中）相关。勃鲁盖尔，《伊卡洛斯》（1555）

中受益。我喜欢高度理论化的东西，也喜欢从事回到普遍性与抽象性的纯粹推理，但同时我也密切关注着实践的发展。我还探讨了非同一性问题（第四章）这一哲学"雷区"，因为我相信这一问题与医生和社会需要做出的决定是相关的。

哲学家与文化历史学家以赛亚·伯林对托尔斯泰的一篇评论开头如下：

> 希腊诗人阿基洛科斯的诗段中有一句诗写道："狐狸知道许多事情，而刺猬知道一件大事。"

伯林随后提出，打比方来说，狐狸与刺猬之间的差别可以标示出"作家与思想家之间最深刻的区别之一，而且这个区别也许可以适用于整个人类"。刺猬代表了将所有事情归拢到一个核心见解的人，这一见解是

> 根据他们的理解、想法和感觉建立的一个大体一致或能够清楚表达的系统——一条有组织的普遍原则，根据这一原则，他们本身和他们的言语都有重要意义。

狐狸代表了

> 那些追求许多目标的人，这些目标常常互无关联甚至相互矛盾，只有在某种实际的情形下才有可能有联系，……[他们]

生活，活动，抱有一些独立的而非统一的观点……抓住各种体验的精髓……却没有……试图将它们纳入……任何一种不变的、包含一切的……单一的内在视角。

伯林在众人中举出了刺猬型的人：但丁、柏拉图、陀思妥耶夫斯基、黑格尔、普鲁斯特等。他还举出了狐狸型的人：莎士比亚、希罗多德、亚里士多德、蒙田和乔伊斯。伯林还认为托尔斯泰是天生的狐狸，却被误以为是刺猬。

我是一只狐狸，或者至少我的意愿是做一只狐狸。我钦佩那些努力创造一个单一视角的人在智慧上的严谨，但我更喜欢伯林所说的狐狸丰富、矛盾和无序的视角。本书中，我无意用一种单一的道德理论来讨论不同的问题。每一章我都用一个特定的立场来讨论一个议题，无论何种讨论方法对我来说似乎都是最相关的方法。我在不同的章节里讨论了不同的领域：遗传学、现代生殖技术、资源分配、心理健康、医学研究等；并且在每个领域都着眼于一个问题。本书的最后我向读者提出了一些其他的问题和更多的读物。贯穿全书的一个观点是推理与合理性的极端重要性。我认为医学伦理学本质上是一个理性的学科：它就是要你为所持的观点给出理由，并随时准备好根据理由改变你的观点。因此本书的中部有一章是对多种理性论证工具的讨论。尽管我相信理由和证据的极端重要性，但是我心中的狐狸却发出了一声警告。清晰的思维以及高度的理性是不够的，我们需要开发我们的心灵，同样也需要开发我们的智力。如果没有正确的敏感性、思

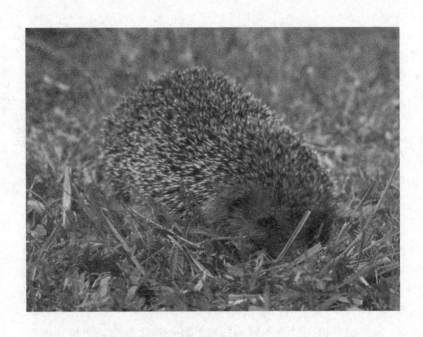

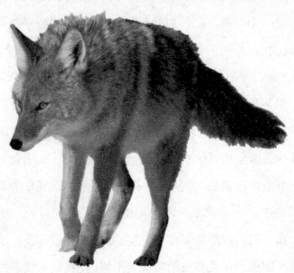

图2　你是一只刺猬还是一只狐狸?

想上的一致性与道德上的热情，就可能会导致糟糕的行为和错误的决定。小说家扎迪·史密斯曾写道：

> 在英国喜剧小说中，没有比自认为正确更大的罪恶了。喜剧小说给我们的经验是，我们道德上的狂热让我们变得顽固、肤浅、单调。

我们需要把这个经验应用到实践伦理学的任一领域，包括医学伦理学。

难道还有什么能比安乐死这个棘手的问题更适合开始我们的医学伦理学旅程吗？

安乐死：有益的医学实践还是谋杀？

善举不需要长篇大论，演讲的技艺是恶行的屏障。

（修昔底德）

实施安乐死违背了一条最古老、最受尊崇的道德戒律："汝不可谋害人命。"在某些条件下，实施安乐死是指导医学实践的最广为人知的两条原则的道德要求，这两条原则是：尊重患者自主权和提升患者的最大利益。在荷兰和比利时，主动安乐死可以在法律允许的范围内实施。

在荷兰合法实施主动安乐死的必备条件概要

1. 患者必须面临一个无法忍受的、长期痛苦的未来。
2. 死亡请求必须是自愿且经过慎重考虑的。
3. 医生和患者必须确信没有其他解决方法。
4. 必须有一名医生的意见而且必须以一种医学上适当的方式结束生命。

在瑞士和美国的俄勒冈州,类似于安乐死的医师协助自杀在满足某些条件时是合法的。在过去一百年中,英国上议院曾三次仔细考虑了使安乐死合法化,但是每次都否决了这一可能性。世界各地倡导自愿安乐死的社团吸引了大量的成员。

打纳粹牌

有一种常见却又不成立的反对安乐死的论证被我称为"打纳粹牌"。安乐死的反对者对支持者说:"你的观点和那些纳粹正好一样。"反对者根本不必说出这个结论:"因此你的观点是彻底不道德的。"

让我把这个论证用哲学中的经典形式三段论写出来(我将在第五章进一步讨论三段论):

前提1:纳粹的许多观点都是彻底不道德的。

前提2:你的观点(支持一定情况下的安乐死)是纳粹的观点之一。

结论:你的观点是彻底不道德的。

这是一个不成立的论证。只有当纳粹所有的观点都不道德的时候,它才成立。

因此我将前提1换成如下前提1★:

前提1★:纳粹的所有观点都是彻底不道德的。

在此情况下,这一论证在**逻辑**上是成立的,但为了评定这一论证是否**正确**,我们需要评定前提1★的真实性。

对于前提1★有两种可能的解释。一种解释是被称为**人身批**

判（或称**错误伴随谬误**）的一种经典错误论证：一种特定的观点是正确还是错误，并不取决于支持或反对该观点的理由，而是取决于一个特定的持有该观点的人（或者团体）（见瓦布顿，1996）。然而，坏人会有一些好观点，而好人也会有一些坏观点。很可能一个高级纳粹分子曾是道德范畴内的素食主义者。这个事实与道德范畴内是否赞成素食主义无关。重要的是赞成或反对该观点的理由，而不是谁持有该观点。顺便提一下，希特勒实践素食主义属于健康范畴，而不是道德范畴（科林·斯宾塞，1996）。

　　另一种对于前提1*的解释似乎更有希望说得通，该解释认为那些被归为"纳粹观点"的观点都是不道德的。一些特定的纳粹分子对某些问题的某些观点可能是不道德的，但是这些观点并不是"纳粹观点"。前述提及的纳粹观点是一套相联系的观点，都是不道德的，是受种族主义驱使的，且包括杀死与其意志和利益相冲突的人。因此当有人说安乐死是一种纳粹观点时，这意味着安乐死是以不道德的纳粹世界观为特点的核心的不道德观点之一。然而，这一论证的问题在于安乐死（例如在荷兰所实施过的）的绝大多数支持者并不支持纳粹的世界观。事实正好相反。围绕安乐死争论的双方都认为，假借"安乐死"名义进行的纳粹屠杀是极端不道德的。争论的关键在于，在特定条件下安乐死是对还是错，是道德还是不道德。这些均依赖于弄清特定的情况和安乐死的确切定义。只有这样，才能恰当评估支持或反对安乐死合法化的论证。我们需要的是澄清一些概念。

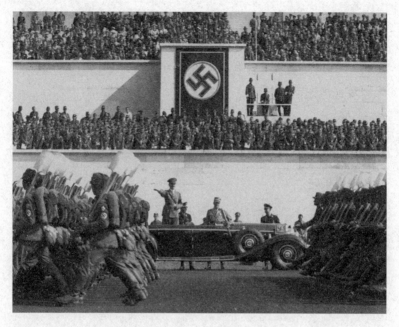

图3 那些反对自主安乐死的人常常打纳粹牌

澄清安乐死争论中的一些概念

让我们从一些定义开始（见下文）。这样做有两个目的：区别不同种类的安乐死和为我们提供一张精确的词汇表。这种精确性在评估论证和论据时通常会很重要。如果一个词在论证中的某一处被用于表达了一种意思，又在论证中的另一处被用于表达了另一种意思，则该论证也许看上去成立而实际上却不成立。

安乐死与自杀：一些术语

安乐死这个词来源于希腊语 eu thanantos，是愉快地或者安逸地死亡的意思。

安乐死：

为了 Y 的利益，X 有意地杀死 Y，或者允许 Y 死亡。

主动安乐死：

X 执行了一个行为，该行为导致了 Y 的死亡。

被动安乐死：

X 允许 Y 死亡。X 停止或撤销生命延长治疗。

自愿安乐死：

Y 自己有能力要求死亡的安乐死，即一个有行为能力的成人想要死去。

非自愿安乐死：

Y 无能力表达自己选择权的安乐死，例如 Y 是一个有严重缺陷的新生儿。

强迫安乐死：

虽然 Y 有能力表达愿望，而且死亡是违背其愿望的，但是 X 为了 Y 的利益仍允许或迫使 Y 死亡。

自杀：

Y有意地杀死自己。

协助自杀：

X有意地帮助Y杀死自己。

医师协助自杀：

X（一位医师）有意地帮助Y杀死自己。

［摘自T.霍普、J.瑟武列斯库和J.亨德里克，《医学伦理学与法律：核心课程》（邱吉尔·利文斯敦出版社，2003）］

如果你研究一下这些定义，你马上就会清楚"打纳粹牌"完全无视了一些重要的区别。第一点是安乐死这个词，至少如我提出的用法所指出的那样，死亡是为了此人的利益，而纳粹杀人从不考虑被杀死者的利益。第二点是安乐死可以是自主的、强迫的或者是非自主的。第三点是安乐死可以是主动的或者被动的。让我们从第一点开始。

患者的最大利益

死亡会是从某人的最大利益出发的吗？我相信会。法庭相信会。大多数医生、护士和患者家属也相信会。在卫生保健领域，这个问题会非常频繁地出现。一位患有致命的不治之症的患者只能存活一两天了，但是通过积极的治疗，她可以多存活好几周。除了这一致命疾病,该患者可能还患有胸部感染,或者血液中化学成分不平衡。抗生素或者静脉输液有可能治疗该急性问题,尽管它们对阻止潜在疾病的发作起不到任何作用。所有护理患者的人通常都会同意,患者现在死去比接受生命延长治疗更符合患者的最大利益。如果患者现在的生活质量非常差,也许是由于持续的无法治疗的呼吸困难——一种常常比剧痛更难以改善的痛苦,这时不进行治疗的决定将更易让人接受。然而,如果我们认为患者的最大利益是活下去而不是在几天内死去,那么我们必须对其采取生命延长治疗。但我们不这么想:我们相信她的最大利益是现在死去而非接受生命延长治疗,因为鉴于潜在的致命疾病,她的生活质量已经非常差了。

尊重患者的愿望

多数重视个人自由的国家准许有行为能力的成人拒绝任何治疗,即使该治疗符合患者的最大利益,即使它可以救命。例如一位耶和华见证会的教徒会拒绝能挽救其生命的输血。如果一位医生试图违背有行为能力的患者的意愿对其进行治疗,则该医生就在未经允许的情况下侵害了该患者的身体完整性。在法律上这可能构成"殴打"。

被动安乐死被广泛接受

在许多情况下,停止或撤销治疗在道德上被广泛认为是正确的,并已受到英国法律保护。接受被动安乐死有两个基本条件:

（1）符合患者的最大利益；

（2）与患者的意愿一致。

这两个条件中的任何一条都是支持被动安乐死的充分条件。

与普遍的医学实践一样，我相信确有这样的情况：一个人的最大利益是死去而非活着。我也相信一个有行为能力的人有权拒绝救命的治疗。在上述任一条件下停止或者撤销对患者的治疗都是正当的，即使这将导致其死亡。

如果我是正确的（并且英国、美国、加拿大以及许多其他国家的法律都支持这个立场），那么为什么考克斯医生，一位富有同情心的英国内科医生，会被判谋杀未遂呢？

考克斯医生做了什么？

莉莲·博伊斯是一位70岁的严重风湿性关节炎的患者。止痛药似乎对疼痛已经无能为力了。人们认为她大概会在几天或几周内死去。她请求她的医生考克斯结束她的生命。考克斯医生鉴于两个原因为她注射了致死剂量的氯化钾：

（1）出于对他的患者的同情；

（2）因为这是她要求他做的。

考克斯医生被指控并被判定谋杀未遂。（不指控他谋杀是因为就莉莲·博伊斯的病情来看，她本该是死于她的疾病而不是死于注射。）

法官在引导陪审团时说道：

> 就连控方都承认他［考克斯医生］……是受莉莲·博伊斯巨大痛苦的状况所驱使，受其认为她不可能恢复活力的观念所驱使，以及受其对她可怕痛苦的强烈同情所驱使。然而……一旦他以杀死她或加速她的死亡为首要目的向她注射氯化钾，他即犯下了被指控的罪名［谋杀未遂］……无论是患者还是深爱着她的家属，即便他们表达过此类意愿，该立场都无法改变。

这个案例清楚地明确了主动（自愿）安乐死在英国普通法中是非法的（而且可能是谋杀）。值得注意的是，这位患者有行为能力而且想要一死；深爱她的近亲和她的医生（和患者一样）都相信死亡符合她的最大利益，而且法庭也未怀疑这些想法的真实性。

在法律与道德的巨大影响之下，考克斯医生的案例与医学实践中完全合法地停止和撤销治疗的寻常案例之间的关键性不同点是，考克斯医生**杀**了莉莲·博伊斯，而不是让她自己死去。

安乐死

道德哲学家运用"思维实验"。思维实验是想象中的情形，有时相当不现实。它能梳理并分析某一情形道德方面的特征，被用来检验我们道德观念的一致性。我想让你用思维实验来考虑一个案例，像考克斯案一样，这个案例也是关于安乐死的。

安乐死：被困卡车司机之例

一个司机被困在一辆燃着熊熊大火的卡车中。没有任何办法救他。他很快就将被烧死。司机的一个朋友站在卡车旁。这个朋友有一把枪且枪法很准。司机要求他的朋友开枪打死他。对他来说，被枪打死比被烧死的痛苦要少一些。

我想把一切法律上的考虑先放在一边，问一个纯粹的道德问题：司机的朋友应该对他开枪吗？

朋友杀死司机有两个非常有说服力的理由：

1. 这样会少些痛苦。

2. 这是司机所希望的。

这是我们所考虑的能够证明被动安乐死合理性的两个理由。如果你认为他的朋友不该对司机开枪，你会给出什么样的理由呢？我会考虑七条理由：

1. 他的朋友可能杀不死司机却重伤了他，并给司机造成比不开枪更大的痛苦。

2. 有可能司机没有被烧死而从大火中幸存下来。

3. 从长远来说，这对于他的朋友并不公平：他永远会为杀死司机而感到内疚。

4. 虽然在此例中让朋友杀死司机似乎是正确的，但是这样做仍然是错的；因为除非我们严格遵守杀人是错误的这个准则，否则我们会滑下一个滑坡。不久我们将会杀死别的人，因为我们误以为这符合他们的最大利益。而且我们会进一步下滑到为我们的利益去杀人。

5. 自然论证：虽然对于一位临终的患者来说，停止或撤销治疗是顺其自然，但是杀人是对自然的干涉，因此它是错误的。

6. 扮演上帝的论证：这是自然论证的宗教版本。杀人是"扮演上帝"——抢走了本应由上帝独自担当的角色。相反，听任死亡并没有篡夺上帝的角色，而且如果在此过程中施加关爱，还能让上帝的意愿全部得以实现。

7. 杀人在原则上是一个（重大）错误。被动安乐死与安乐死之间的差别在于前者包含了"放任去死"而后者包含了杀人；而杀人是错误的——它是一个根本上的错误。

这些论证能站得住脚吗？让我们依次推敲。

论证1

确实，现实生活中我们无法确定结果。如果你相信论证1，那么你就主张安乐死不是原则上错误的，主张现实生活中我们永远无法确定它会仁慈地结束生命。我乐于承认我们永远无法绝对肯定开枪会没有痛苦地杀死他。有三种可能的结果：

（a）如果他的朋友没有开枪（或者如果子弹完全没有击中），那么司机会遭受相当大的痛苦并死去——让我们把这个痛苦量称为X。

（b）他的朋友开了枪并得到了预期的结果：司机几乎立即死亡，而且几乎没有痛苦。在这种情况下，司机会承受一个痛苦量Y，而Y比X小很多——实际上如果我们从他朋友开枪的那一刻开始计算痛苦量,Y 几乎等于零。

(c) 他的朋友开了枪,但是只是使司机受伤,造成他遭受一个
　　总的痛苦量 Z,这里 Z 比 X 大。

根据论证1,正是由于可能性(c),他的朋友不向司机开枪会更好。

我们现在可以比较一下他的朋友不开枪与开枪这两种情况。在前一种情况中,总的痛苦量是 X。在后一种情况中,痛苦量非 Y(接近零)即 Z(比 X 大)。因此,他的朋友开枪后可能造成一个更好的事态(较少痛苦)或者一个更糟的事态(更多痛苦)。如果重要的是避免痛苦,那么是开枪好还是不开枪好取决于 X、Y 和 Z 之间的区别和各个结果发生的概率。如果瞬间死亡是开枪后最可能发生的结果,且如果痛苦量 Z 不比 X 大很多,那么开枪杀死司机似乎是正确的,因为开枪很有可能会大幅减少痛苦。

我们很少能对结果完全肯定。如果这种不确定成为一条不去行动的理由,那么我们将根本无法在生活中做决定。此外,医学环境下的安乐死(比如考克斯医生所做的)基本不可能带来更多的痛苦。我推定论证1没有对反对自主安乐死提出一个令人信服的论证。

论证2

论证2是论证1的反面,而且存在同样的弱点。司机痛苦而死的可能性是很大的,而他幸存的可能性是否会更大,这个问题取决于两者实际概率的大小。如果司机基本不可能活下来,那么论证2并不具有说服力。

论证2的支持者可能会反驳这个结论，认为将司机从燃烧的卡车中营救出来的微小概率的重要性应当是无限大的。如此看来，无论其发生率有多低，都应该抓住这样的机会。对于此论证有三种反应：第一种，给予救援成功的可能性以无限大的重要性有什么根据？第二种，如果我们因为考虑到救援成功的极小概率而认为不开枪是合理的，那么我们同样可以断定我们应该开枪。这是因为子弹虽然要杀死司机却可能实际上让他得救（如击飞了车门），这同样具有极小的概率。第三种，如果论证2为拒绝安乐死提供了可信的理由，那么它也可以为任何情况下都拒绝停止医疗提供可信的理由。这是因为给予治疗可以让生命延长足够的时间来让"奇迹"发生，让患者被治愈并健康地活得更久。

论证3

论证3是不成立的，因为其回避了正在讨论的问题的实质。如果对司机开枪是件错误的事情，那么他的朋友才会感到内疚。但是问题的关键在于怎样做才是对的或者错的。如果对司机开枪是对的，那么他的朋友就不应该因为射杀了他（并因此减少了司机的痛苦）而感到内疚。有可能感到内疚不管怎样都不是决定他的朋友该怎样行动的一个原因。相反，我们应当先回答怎样做才是正确的，只有这样我们才可以问他的朋友是否应该感到内疚。

论证4

论证4是所谓滑坡论证的一个版本。这是医学伦理学中非常重要的一种论证，我将在第五章中更详细地探讨。我将区分两种滑坡——逻辑或者概念上的滑坡，以及经验或者实践中的滑坡。正如我们即将看到的，反驳滑坡论证所需的理由取决于论证是以何种方式提出的。

论证 5 和 6

自然论证和扮演上帝的论证与滑坡论证一样，在医学伦理学中有着更普遍的应用。我将在随后更详细地讨论它们（第五章）。

论证 7

在所有考虑到的论证中，只有论证 7 认为杀人是原则上错误的。

安乐死是原则上错误的吗？

现阶段我们需要弄清楚"杀死"的含义。有些人认为安乐死是原则上错误的，而通常医学实践中的被动安乐死则不是错误的。他们的理由是安乐死包含了主动地造成死亡而不是未能阻止死亡。

但是这个理由并不充分。让我们来考虑下面的医学情形。吗啡有时被用在患有绝症的濒死的患者身上，以保证患者尽可能少受痛苦。除了防止疼痛，吗啡还可以减少呼吸的频率与深度（通过作用于大脑中负责呼吸的部分）。在某些情况下，尽管不是在所有的情况下，吗啡不仅可以减少痛苦，还可以有缩短患者生命这一可预见的效果。医生对病危患者使用吗啡来减少患者的痛苦并预见（尽管不是有意地）患者的提前死亡，这并不会违反法律。事实上，在这些情况下使用吗啡常常是一种很好的临床操作。然而向患者注射吗啡和注射氯化钾一样是主动的行为。关键的不同在于，在注射氯化钾的情况下，注射的**意图**是让患者死亡——而这是减轻患者痛苦的方式。在注射吗啡的情况下，注射的意图是减轻疼痛；提前的死亡是**可以预见的却不是有意为之的**。至少，英国及其他许多国家的法律就是这么认定的。

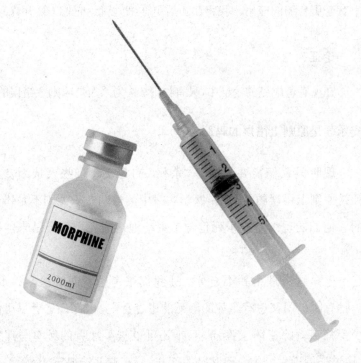

图4　医生A给一位快要死的患者注射吗啡（一种强力止痛剂）以减轻其病痛，并且预见患者会更快地死去。医生B为了减轻一位快要死的患者的病痛为其注射吗啡而加速其死亡。医生A和医生B的做法在道德上有什么差别吗？

根据这种分析，杀人，也就是安乐死中的杀人，包括两个方面：一方面，所采取的是一个主动行为（而非仅仅是不作为）；另一方面，死亡是有意造成的（而非仅仅是可预见的）。这两个方面都必须纳入杀人的定义中去，但没有一个是充分条件。

检验作为与不作为、企图与预见一个后果之间区别的道德重要性的几个假想事例（思维实验）

1. 史密斯与琼斯之例

史密斯溜进6岁堂弟的浴室溺死了堂弟，并把现场布置得像是一次意外。史密斯这么做的原因是，他堂弟的死会给他带来一大笔遗产。

琼斯准备从6岁堂弟的死中获得和史密斯差不多的一大笔遗产。和史密斯一样，琼斯溜进堂弟的浴室并企图溺死他。然而，堂弟意外滑倒撞到了自己的头，随之溺死在浴缸中。琼斯本可以很轻松地救起他的堂弟，但他非但没有准备救他堂弟，还随时准备将那孩子的头按回到水里。但后来表明这是没有必要的。

史密斯和琼斯的行为在道德上有区别吗？

这对事例可用来支持一个观点：当后果与动机一样时，作为（杀人）与不作为（没有救人）在道德上是没有区别的。

2. 罗宾逊与戴维斯之例

罗宾逊没有向一个帮助贫困国家抗击饥饿的慈善团体

捐赠100英镑。结果，一个本可以靠罗宾逊给的钱活下去的人饿死了。

戴维斯捐赠了100英镑，但也向一个分发捐赠食物的慈善机构寄去了一包有毒的食物。最终的也是其想要的结果是，一个人被那包有毒食物毒死了，而另一人却因100英镑的捐款而活命。

罗宾逊与戴维斯所做的在道德上有区别吗？如果有，区别是否在于戴维斯做出了杀人的举动，而罗宾逊只是不作为？

这对事例是用来反驳从史密斯和琼斯之例所推出的结论的，它表明即使最终的结果一样，一个举动（寄有毒包裹）加上杀人的企图在道德上比不作为（未能给予慈善捐助）要坏得多。

3. 牺牲一人救五人

失控的火车：一列失控的火车正在接近铁道上的道岔。如果道岔没有转换，那么火车将轧死绑在铁道线上的五个人。如果道岔转换了，火车会冲上另一条铁道且只会轧死一个（不同的）人。没有办法使火车停下；但是你可以转换道岔让一个人去死，而不是五个人。

你会转换道岔吗？

器官捐赠：可以杀死一个健康的人以获得他的器官并

救活五个不同器官衰竭的人。

你会杀死这个健康的人来使用他的器官吗?

通常人的直觉是第一种情况下改变道岔是对的(这样会死较少的人),杀死一个健康人获得他的器官来救活更多的人则是错误的。然而,在这两个事例中,不作为将导致五人死亡,而作为只会导致一人死亡。什么可以判断常人直觉的对错?这对事例可用来支持这样一个观点:行为的本质会带来道德上巨大的不同,即便后果是一样的。

简而言之,这个认为安乐死是原则上错误的论证在道德上强调了(1)作为与不作为的区别,以及(2)企图与预见死亡的区别。作为与不作为之间,企图与预见之间,是否存在道德上的甚至概念上的差异?在这两个问题上大家已经展开了许多争论,却没有达成一个确定的立场。前面的方框中给出了争论双方使用的一些思维实验。我不想泛泛讨论这些有关道德区别的大问题——除非它们与安乐死的争论相关。

值得注意的是,所有这些思维实验都包含了杀人或者未能救人,而这都不是为了一个人的利益。此外,这些例子中还有一些包含了杀一人而救另一人。当然,在安乐死的情形下,情况并不如此。我知道没有令人信服的思维实验可以表明作为与不作为,或者企图与预见之间道德上的区别,这个区别包含了以下三点安乐死的关键特征:

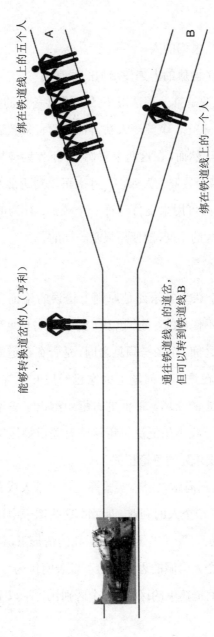

绑在铁道线上的五人

A

能够转换道岔的人（亨利）

通往铁道线 A 的道岔，
但可以转到铁道线 B

绑在铁道线上的一个人

B

图 5 如果亨利什么都不做，火车会沿铁道线 A 行驶并扎死五人。如果亨利转换道岔，火车会沿铁道线 B 行驶并扎死一个（不同的）人。火车不可能及时停下，这六个被绑在铁道线上的人也不会有人被及时释放。亨利应该转换道岔吗？

（1）我们进行行为评估的人对于将死者有着明确的关爱的责任；

（2）没有损害一人而使另一人受益的问题；

（3）死亡是将死者的最大利益。

是死亡的伤害使杀人成为错误

安乐死的反对者最终会将他们的问题归结到一个基本的原则上：杀人在道德上是错误的。他们会认同这样的复杂的情况存在：杀死一人却可拯救另一人——或者许多其他人。他们会认同在这些情况下，杀人应该是正确的做法。但在安乐死的情况下，没有他人的生命会被挽救。安乐死的错误源自杀人的错误，而且并没有被拯救其他生命所抵消。

我们有强烈的直觉认为杀人是错误的。对于大多数人来说，与继续活下去相比，现在就濒临死亡是一个很大的伤害。杀人之所以通常是一个大错，是因为濒临死亡通常是一个很大的伤害。然而，杀人的错误是由濒临死亡的伤害造成的，反之则不成立。因此，如果患者的最大利益是现在死去，而不是忍受被拖延的、痛苦的临终过程，那么杀人就不再是一个错误。换句话说，当死亡带来利益而不是伤害时，杀人并不是一个错误。那些认为安乐死是原则上错误的人忘记了杀人的错误与濒临死亡的伤害之间在概念上的联系。

结 论

　　我反对自主安乐死是原则上错误的这个观点，因为该论证本末倒置：是濒临死亡的伤害使得杀人是一个错误，而反过来说则不对。当遵循一个道德准则的结果是遭受痛苦时，我们就需要仔细审视一下我们的道德准则，并且怀疑我们是否过于生硬地应用了这个准则。我相信，我们在主张自主安乐死是道德上错误的时候就是这么做的。以别人的痛苦为代价去追求一种道德清白感，这是有悖常理的。

第三章

为何低估"统计学上的"人会付出
生命的代价?

> 幸福是不是道德应当指向的目标——一定程度上应当
> 是一个目标,而不应当受模糊的感觉或令人费解的内在信
> 念的控制,应当成为理性与思考的问题,而不应当仅仅是情
> 感——对道德哲学这一概念本身来说是本质的……
>
> (J.S. 米尔,《伦敦和威斯敏斯特评论》,1838)

生命的现金价值

1997年1月,托尼·布利摩尔曾尝试在帆迪环球航海赛中环球航行。他到达大洋洲海岸以南1500英里处危险而冰冷的南大洋水域时,他的船被飓风和巨浪掀翻。他被困在船壳下四天,直到被澳大利亚国防军有史以来最大也是最贵的一次行动救起。为了拯救一条生命,一个文明社会应当准备花多少钱? 回答是"不惜一切代价",还是应该有个限度? 即使尝试一次昂贵的救援行动成功机会也很小的时候呢?

让我提出一个更普遍的问题。一个人生命的现金价值是多少? 这个问题令人感到不安,但矛盾的是,在有些情形下回避这个问题将会付出生命的代价,分配稀缺的医疗资源就是其中的一

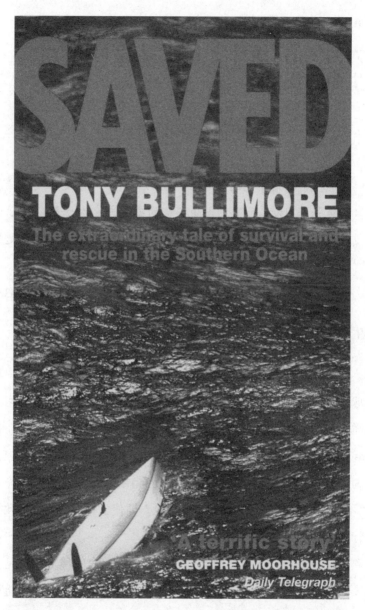

图6　为了拯救一个人的生命,一个文明社会应当准备花多少钱?

种情形。

世界上没有一个卫生保健体系有足够的钱能为所有的患者在所有的情况下提供可能的最好的治疗，即便那些在卫生保健上投入相对较多的国家也不能（见下表）。治疗总是在不停地得到更新和改进。在英国，平均每个月有三种新药被批准上市。几乎所有的新药相对于现有的治疗都是有益的，而且有的还能延长人们的生命。这些新药中有许多都很昂贵。何时才值得花额外的钱来获取额外的益处呢？所有的卫生保健体系都必须问这个问题，不管是像美国的"管理医疗模式"一样的私营体系，还是像英国国家健康中心一样的公共资助体系。

国家卫生支出：一些较富裕国家的例子

国家	% GDP	人均购买力（$）
澳大利亚	8.6	2085
加拿大	9.3	2360
法国	9.4	2043
德国	10.3	2361
新西兰	8.1	1440
挪威	9.4	2452
英国	6.8	1510
美国	12.9	4165

1998年的数据，摘自2001年经济合作与发展组织的卫生资料

如果无法总是提供最好的治疗，那么我们必须做出选择。我们有限的卫生保健资源应当如何分配？这个普遍存在的问题是医学伦理学中最重要的问题之一。我们给出的答案会影响到成千上万的生命的质量及其长短。

生活质量

一些医学治疗对于延长预期寿命基本无效，但是可以改善生活质量：例如对骨关节炎患者实施髋关节置换。我们在考虑分配卫生保健资源的正确方法时所面临的一个相当难解的问题是，如何比较和评估改善生活质量和延长生命之间的相对重要性。我并不准备解决这个问题，也不准备首先解决与衡量生活质量相关的问题。我将专门探讨生命延长治疗，因为单就这些治疗进行资源分配，我们需要考虑的问题就已经够多了。生命延长治疗有许多例子。阑尾炎手术延长了生命，因为如果不做这个手术大多数病人都会死去。乳癌筛查可以延长生命，因为早期发现和治疗可以增加预期寿命。高血压增加了死于心脏病和中风的风险，降低血压的治疗降低了这个风险，尽管无法消除它。肾透析让那些肾脏已无法充分发挥作用的人得以活下去，每一年的透析就是多一年的生命。

掌控一项预算

设想你负责一个面向特定人群的卫生服务机构。你有一笔有限的预算——你负担不起所有的人在所有的时候都得到最好的治疗。你已经决定了怎样用掉你的大部分预算，但你还有几十万英镑可用于调拨。你与你的顾问们坐下来探讨使用余下这部分钱的最佳方法。有三种可能性，而你必须从中选择一种。这些可能性是：

(1) 一种新的治疗肠癌的方法，可给予相关患者一个很小的却又非常重要的机会来增加预期寿命；

(2) 一种新药，可降低由遗传导致的高血胆固醇患者死于心脏病的概率；

(3) 一件新的手术用具，可有效降低一种特别困难的脑部手术的死亡率。

你会根据什么来在这些可能性间进行选择呢？

有一种很多人支持的方法是这样的：让一个人一年的生命优先于另一个人一年的生命是没有道理的，而让可以从肠癌治疗中受益的人相对于由遗传导致的高血胆固醇患者或脑癌患者而享有优先权也是没有道理的。每种情况下的人都会过早地死去，而每种情况下的治疗都会增加他们生存更长时间的机会。因此，我们应当做的是花钱来"购买"尽可能多的寿命年份。我们这样做公平地对待了每一个人：我们认为每一年的生命价值相等，无论其属于谁。

分配问题

即使对于被这种方法吸引的人（比如我）来说，仍有一个问题需要面对："分配问题"。让我们来看一下表中描述的三种干预措施。

在三种干预措施中选择

干预措施 1   10 人受益   获得的总寿命年份：35

干预措施 2   15 人受益   获得的总寿命年份：30

干预措施 3   2 人受益   获得的总寿命年份：16

假设所有这些干预措施花费相同，而我们只能负担得起其中一种。进一步假设分配如下。受益于干预措施3的两个人可以每人多享有8年寿命。受益于干预措施1的十个人平均受益3.5年，范围在2至4年之间。受益于干预措施2的十五个人平均受益2年，范围在1至3年之间。我们应该支持三种干预措施中的哪一种呢？

如果我们认为我们该做的是"购买"我们所能买到的最大数量的寿命年份（最大化观点），那么我们应当将我们的钱花在干预措施1上，因为我们买到了35个寿命年份，这比我们将钱花在另两种干预措施中的任一种上得到的都要多。一些人可能会认为干预措施2更可取，因为我们帮助了更多的人（15比10），虽然每人只得到了较少的额外寿命年份。尽管如此，还会有其他人认为干预措施3是最好的选择，因为这两个受助者获得了真正明显的收益（8年寿命），而在另两种选择中没有人能获得超过4年的寿命。只有寿命年份的总数才要紧，还是这些年份在这些人中分配的方式更重要？这个问题就是"分配问题"。那些反对最大化观点的人需要详细说明他们如何在帮助更多的人却使每人受益很少与帮助更少的人却使每人受益更多之间进行取舍。除非遇到极端的情况，我一般乐于认同最大化寿命年份的总数，并不过分担心它们的分配。

我通常乐于将资源用于获得最大数量的寿命年份，但我是一个少数派——而且世界上没有一个卫生保健体系采用我的方式。我的立场（最大化观点）中的一个问题将我们带回到了托尼·布利摩尔及其环球航行的尝试。我的立场没有赋予所谓施救准则以道德上的重要性，然而这条准则似乎直觉上就是对的。

施救准则

"施救准则"与一种情形相关：一个特定的人的生命处于高度危险之中。有一种干预措施（"施救"）有很大的可能可以拯救这个人的生命。"施救准则"核心的价值观是：在此种情形下为获得一个寿命年份而花更多的钱通常比在我们无法认定谁受到帮助的情形下花钱更合理。

考虑一下卫生保健中两种假定却真实的情形。

干预措施A（救助不知名的"统计学上的"生命）

A是一种能使少数人免于过早死亡的药物。例如，一个相关组里有2 000人，如果不服用A，那么100人会在随后的几年中死去。如果服用A则会死98人。虽然我们知道药物A会预防死亡的发生，但是我们并不知道哪些特定的生命会被挽救。药物A价格便宜——每获得一个寿命年份的费用是20 000英镑。一个这样的例子是降低中度高血压的药物。另一个例子是一类被称为他汀类的降低血液胆固醇的药物。降低血压以及降低胆固醇可以减少心脏病、中风和死亡的风险。

干预措施B（救助一个特定的人）

B是针对一种如果不治疗就会威胁生命的病情的唯一有效治疗。如果不服用B，有这种病情的人会在接下来的一年中面临高出90％的死亡率；如果服用B则有很大的治愈可能——比方说90％。B很昂贵。每获得一个寿命年份的费用是50 000英镑。肾透析就是其中一个例子。

干预措施A与干预措施B之间有三点可能相关的区别。第一点不同是，B在下一年内就挽救了生命，然而A的好处在很多年后都无法体现。该不同点有一定的道德相关性。可能从干预措施A中受益的少数人会在受益前死于某个相对独立的原因。计算获得每一寿命年份的费用也存在问题，至少此干预措施的一部分费用在受益显现的前些年就已经存在了。这是由于通货膨胀。这两个结果在计算获得每一寿命年份的费用时都会被考虑到。考虑了这些情况后，似乎可以得出这一结论：在未来拯救生命与现在就拯救生命同样重要。

这两种干预措施间的第二点不同是，几乎可以肯定B能拯救相关患者的生命，而A只有一个低的概率。因此B与A相比似乎给个人带来了更大的收益。我不久就会证明这是错的。

第三点不同是，干预措施B使可以确认的人受益。干预措施A使一个群体的一部分患者受益（例如有高血压的人），但是我们无法获知这个群体中谁会受益（尽管我们可能知道受益的人所占的可能的比例）。

根据施救准则，一个卫生保健体系对干预措施B而非干预措施A投资可能是对的，即使就获得的寿命年份而言B更昂贵。例如，相对于他汀类药物的治疗，在换肾疗法上施救准则会成为为每一寿命年份花更多钱的合理理由。

在实践中，卫生保健体系正是这么做的。英国国家健康中心为获得每一寿命年份向肾透析提供50 000英镑的费用，同时只为胆固醇水平非常高的人提供他汀类药物，尽管有事实表明用他汀类药物治疗中度胆固醇水平升高的人时，每获得一个寿命年份只需花费10 000英镑。换句话说，如果花在做肾透析的人身上的钱换作花在某些中度胆固醇水平升高的人身上，会获得五倍的寿命年份。但我们没有这么做，因为我们会感觉到我们把需要透析的人判了死刑；而我们使用他汀类药物时所做的只是略微降低了本已很低的死亡率。

支持施救准则最有力的理由是，在特定情况下，一个特定的人（如托尼·布利摩尔）获得生存的概率极大地得到了提升，而在救助不知名的"统计学上的"生命的特定情况下，没有人期望获得至多是死亡率上的一个小小的降低。我会尽我所能使支持施救准则的论证有说服力。随后我会说说为何我不赞同它。

支持施救准则最有力的论证

过早死亡通常的确是一种非常严重的伤害。但是一个非常小的过早死亡的可能性绝不能算作是一个严重的伤害——我们无法表明我们需要用什么来使得过早死亡的可能性略微降低一点。我们所有人在生活中都会用过早死亡概率的小小上升来换取实际上很小的利益。让我们来考虑一下星期天早上的骑车人。

星期天早上的骑车人

星期天早上我通常会沿着我家所在的城市牛津市车水马龙的班柏里路骑车去买报纸。我这么做的同时就是将我自己置于（我希望是）额外的一点点过早死亡的风险中。我用这点额外的

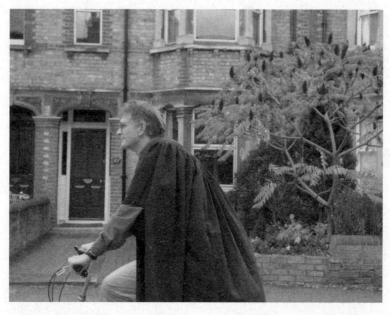

图7　星期天早上的骑车人在买报纸的路上：额外的一点点死亡风险被阅读报纸的乐趣所抵消

风险换取阅读星期天早上的报纸所带来的乐趣和收益。在权衡这两者时，我发现阅读报纸的乐趣——我生活中的一种确实非常小的乐趣——要比过早死亡的额外风险更重要。这看上去没有任何不合理的地方。一个概率非常小的可怕危害本身仅仅是一个可以因任何其他收益而轻易忽略的小小的负面影响。

我们大多数人会接受这个小小的风险，不仅仅是为了我们自己的利益也是为了别人的利益。让我们来考虑一下朋友的工作申请。

朋友的工作申请

设想一位朋友正在申请一个他渴望得到的工作。为了赶在最后期限之前，申请必须今天就寄出。由于得了一次严重流感，我的朋友不能自己去寄。为了帮他，我骑车去他家取了申请然后帮他寄了。同样，我的行动增加了非常小的一点过早死亡的概率。然而帮助朋友远远超过了这点风险。

在头脑中做了这些考虑之后，我会提出一个论证，支持卫生保健体系为"施救"干预措施B付钱（例如为获得一个寿命年份花50 000英镑），而拒绝为不知名的"统计学上的"干预措施A付钱（例如为获得一个寿命年份仅花20 000英镑）。我会以降胆固醇药物（他汀类）作为不知名的"统计学上的"干预措施的一个例子，以肾透析作为施救干预措施的一个例子，来进行论证。

可能会从他汀类药物治疗中受益的人得到的非常少——过早死亡风险的一个非常小的降低。"朋友的工作申请"表明，即便是为了别人的利益，我们也乐意冒过早死亡发生率有小改变的风险。如果我们自己正准备从他汀类药物治疗中获益（因为我们有中度胆固醇水平升高），但我们宁愿这些钱不是为我们提供他汀类药物，而是被用来支付非做肾透析不可的人的透析费用，那么这种想法是合理的，也不是特别无私的。需要决定如何分配有限卫生保健资源的人会认为，让少数几个人活下来（这些人如果不接受治疗肯定会死）当然比让许多人的死亡率只下降一点点要好，尤其是过早死亡的风险无论怎样都相当低的时候。

回到分配问题上来

施救准则似乎是分配问题的一个特例。许多人反对最大化寿命年份的获得（支持为他汀类药物付钱）。实际上，人们的直观诉求如下：为少数人提供大的收益（延续如果不接受治疗就将死去的人的生命）比为多数人提供微不足道的收益（过早死亡率的微小降低）要好。

我为何不赞同施救准则

尽管我已经概括了施救准则强烈的直观诉求及其支持论证，但我仍然坚持我对于收益最大化的偏爱。我会通过讨论一个反例来证明我的立场：被困矿工之例。

被困矿工之例

让我们来探讨一下被困矿工的例子（见下页方框）。设想一下情况是这样的（可能并不完全现实）。救援队伍有很小的死亡的风险，且这个风险随着救援队伍的大小而变化。如果有100名救援者则每个救援者会面临1/1 000的死亡可能性。如果有1 000名救援者则每人会面临1/2 000的死亡可能性。如果有10 000名救援者则每人会面临1/5 000的死亡可能性。如果有100 000名救援者（一支特别大的救援队伍——但这是一个用来测试理论点的"思维实验"）则每人会面临1/10 000的死亡可能性。

因此，救援队伍规模越大，每个救援者所面临的死亡风险就越小。然而情况还可以被看作是救援队伍规模越大，越多的人就有可能在救援尝试中死去。在一个100 000人的救援队伍中，每个成员面临着一个非常小的死亡风险——正好在我们通常认为相对于拯救生命来说不值一提的风险范围之内。然而，对于这样一支救援队伍来说，为了营救一名被困矿工的生命，可能有约十个人会死去。

被困矿工之例

一次事故后一名矿工被困井下。如未获救援他就会死去。如果有一支足够大的救援队伍，该矿工就能得救。

花一些时间考虑一下下列问题：

1. 如果你参加救援会面临一个1/10 000的死亡风险，你认为你应当加入救援队伍吗？

2. 在你能回答第一个问题之前，你还需要知道什么更多的关键信息吗？

如果我们假设大多数人起码在较小的程度上都是利他的，且大多数人会接受为了营救另一人的生命而要面对一个非常低的死亡风险；如果我们进一步假设，如果有选择，大多数人愿意面对尽可能低的死亡风险，那么尊重每位可能加入救援队伍的人员的意愿会带来下述结果：尽可能尊重这些人员的意愿就是要组建一支庞大的救援队伍以营救一名被困矿工——这是以许多条生命为代价的。

因此，如果施救问题被简单看作是权衡每位救援者的个体风险和被救个体的利益，那么执行一个因付出生命而总体上代价高昂的政策似乎就是对的了。

设想一位高级军官主持这次救援。如果那位军官是协调救援的，并可以预见在营救过程中死的人比能救出的人更多，那么

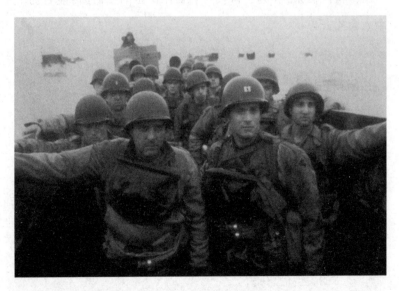

图8　拯救大兵雷恩：应该用许多生命去冒险来换回一条生命吗？

按理说该军官会遭受指责，即使救援队伍全部是由了解并接受风险的志愿者所组成的。他会为这次造成且已经预料到会造成救援者比被救者死得更多的救援行动负责。即使志愿者全都知情，领导这样一次救援从道德上来看仍然是很成问题的。

更多的关键信息

让我回到就被困矿工之例提出的第二个问题上来：在你能回答第一个问题之前，你还需要知道什么更多的关键信息吗？我认为，你不仅必须了解加入救援队伍后自身面临的风险，还需要知道救援队伍的规模。因为如果救援队伍只需要10人且每名队员面临1/10 000的死亡风险，那么（几乎可以肯定）就可以不牺牲生命而拯救这名矿工的生命。但是如果救援队伍需要足足100 000人，那么几乎可以肯定，为了营救一名矿工会牺牲许多人。我更乐意（从道德上来看）自愿加入第一种救援队而不是第二种。

回到卫生保健上来

让我们考虑一下他汀类药物和肾透析。我们并不清楚那些可以从不知名的"统计学上的"干预措施（例如他汀类药物）中受益的人是为了可确认的患者接受昂贵的生命延长治疗而自愿放弃治疗。相比"统计学上的"治疗，为获得一个寿命年份，一个卫生保健体系在施救治疗（例如肾透析）上花费更多，这样的卫生保健体系正在有效地要求那些可能从预防性治疗中受益的人志愿加入一支进行施救治疗的"救援队伍"。鉴于有限的资源，任何一个卫生保健体系在对延长人的生命做决定的时候，都必须延长一些人的生命而以牺牲另一些人的生命为代价。在因为某个特定决定而一定会受损的这群人没有明确委托的情况下，我认为决策的核心原则必须是，我们所做的决定应当全面将所获得的寿命年份最大化。而且即使有一个明确的委托（实际上没有），正如军官领导完全知情的志愿者从事救援行动一样，一个卫生保健体系为救少数人而让更多的人死去是否正确，这依然是有疑问的。

一个与直觉相反的结论

但是我们可以接受这个结论吗？让我们回到托尼·布利摩尔以及澳大利亚国防军所实施的惊人且成功的救援。只有铁石心肠的理论家在阅读了托尼·布利摩尔的报道后才会断定发起这样一次救援是错误的。澳大利亚国防军花了纳税人数百万美元是对的。同样的道理，一个社会一年花50 000英镑用肾透析维持一名患者的生命也是对的。我们怎么能袖手旁观并对患者说：我们可以让你活很多年但是我们不会为你提供必需的资金——有别人优先了。我们又怎么能把这些话说给他们悲痛的亲人们听呢？

相对于中度胆固醇水平升高患者而言，这种情况是很不一样的。不接受治疗，此人很可能并没有等到心脏病发作就死了。同样是拒绝给予治疗，我们没有判他死刑，但我们会判需要肾透析的人死刑。

但是被困矿工之例的逻辑反驳了这一点。如果我们不向胆固醇水平升高的人提供治疗,我们就不会知道哪个特定的人会因缺少治疗而死去,也不知道谁的亲人会为此悲痛。但是我们确信会有这样的人。

拓展我们的道德想象力

那么我们怎么能做办不到的事情呢?我们从对托尼·布利摩尔或者一个肾衰竭的人的同情中认识到了什么?我认为答案并不是我们要变成铁石心肠的逻辑学家并拒绝尝试营救布利摩尔或者提供肾透析。我们的道德想象力和人道同情心被唤醒了,这是对的。我们从被困矿工之例中应当认识到的逻辑是:因为我们没有为中度胆固醇水平升高的人提供治疗,所以我们的道德想象力同样必须清醒面对生命被缩减的悲哀以及悲痛的亲人们。死亡并不会因为我们不能将一张面孔或一个名字与一个本可以被挽救的人对上号而变得不那么重要。

卫生保健是值得为之投资的。我们从对需要救治的人的同情中应当得到的教训是,我们需要拓展我们的道德想象力。我们通过准备好花钱来救治生命而对危难中的人做出正确反应。我们应当以同样的方式为防止"统计学上的"死亡而做出反应,因为死亡的是真实的人,而且他们还活着的朋友和亲人也同样沉浸在悲痛中。

第四章

至少目前为止还不存在的人

那些最为仔细、具有最广泛理解力的哲学家们（他们的灵魂正反过来成了他们的疑问）不容置疑地向我们展示了侏儒……也许会受益，也许会受伤，也许会获得矫正。一句话，他拥有人类所有的要求和权利。包括西塞罗和普芬多夫在内的最优秀的伦理作家们认为可以从那种状况和关系中产生这些要求和权利。

医学伦理学的故事在其概念产生前就已经有了。崔斯特瑞姆·项迪认为，一个人的性格和他将来所享受的生活由他父母交媾时的想法所决定。崔斯特瑞姆抱怨道：

我希望我父亲或者我母亲，或者实际上是他们俩（因为他们对此有同等的义务），在孕育我时，已经意识到他们将要做的事情。他们已经适时地考虑过了当时正要做的事情的重要程度——该过程中不仅涉及一个理性生命的诞生，而且可能影响他的健全和气质，也许还涉及新生命的天资和心智——可他们根本就不知道，甚至全家的命运也许从此以后就会因我的气质和脾气而发生转折。"亲爱的,"我母亲说道,"你没有忘了给钟上好发条吧?""好,好——"我父亲叫道,惊呼一声但同时尽量调整他的声音,"从世界被创造以来,有没有女人曾用如此愚蠢的问题去打断一个男人?"

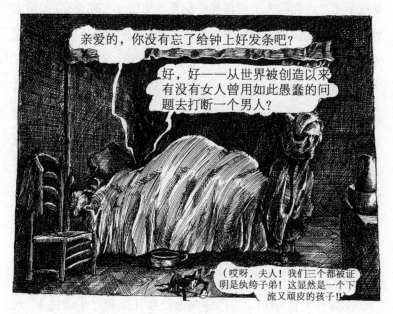

图9 当医生帮助一个女人怀孕时,他们必须留意他们将要做的事情

1990年《人工授精和胚胎学法》(HFEA)——英国的一部管理辅助性生殖服务的法律——要求医生在帮助一个女人怀孕时必须留意他们将要做的事情。法案声明:"一个女人只有在充分考虑通过人工授精出生的小孩的福利(包括小孩需要一个父亲的要求)之后,才会被给予人工授精方面的服务⋯⋯"

当一个59岁的绝经后妇女将要在意大利接受一个私密的受精手术以便怀上一个小孩时（事实上她后来通过这个办法生下了一对双胞胎），英国媒体一片哗然。"考虑一下那个将要出生的可怜的孩子吧"是对于"当他们和朋友在校门口相遇时，由于他们的母亲如此年老，他们将会成为朋友的笑柄"的一个反应。监督受精手术全过程的人工授精和胚胎管理局的一个成员称，如果老龄妇女无法保证可能出生的小孩的福利，她将没有资格接受人工授精。

在我们的道德考虑内，小孩的福利是一个非常重要的因素，《人工授精和胚胎学法》的措辞也许看起来毫无争议，但其实并不是这样。在实施人工受精时，考虑的并非是一个实际存在的小孩的福利，而是将来也许会存在的小孩的福利（如果将来确实会有这么个孩子的话）。很显然，对那个将来也许会存在的小孩的福利作出考虑实际上是非常棘手的。

与收养的类比

在体外受精（IVF，一项导向试管婴儿观念产生的技术）时代的早期，一个曼彻斯特女人被发现有一条涉及卖淫罪的犯罪记录。当时她正在等候接受体外受精，并因此被从名单里除去了。相关的医院有一项政策，该政策在人工授精和胚胎管理局建立之前多年就已经制定。该政策声明，需要人工授精的夫妇"必须符合正常的程序，满足收养协会为了评估收养资格而确立的一般性标准"。

实际上，这项政策意味着，如果一个寻求人工授精的人被认为是不合适的收养者，她（将）不会被给予人工生殖方面的协助。这个政策似乎考虑到了将来可能存在的小孩的福利。但是收养和辅助性生殖之间有这样的类比性吗？

在收养的情况下，我们有一个小孩（如小孩X）和许多可能的收养父母：如A、B、C等等。假设我们有充分的理由相信父母A将会比父母B、C等等都要好，那么如果我们选择父母A，小孩X就有可能有一个更美好的生活（相比我们选择其他父母而言）。假如能够判断出适宜做父母的品质（收养机构不得不做这些判断），那么我们就会尽我们所能去判断和行动，从小孩X的最大利益出发，将小孩X判给父母A。

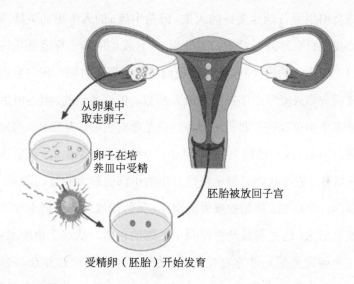

从卵巢中取走卵子

卵子在培养皿中受精

胚胎被放回子宫

受精卵（胚胎）开始发育

图10　体外受精

现在比较收养和辅助性生殖的情况。假设夫妇A、B、C等等来寻求人工授精的帮助。所有这些夫妇都可能完全适合做父母，但是我们有充足的理由相信，夫妇A将有可能是比其他夫妇更好的父母。我们将帮助谁呢？我们可以不从可能出生的小孩（假设我们帮助夫妇A，因为至少根据我们的判断，出生的小孩和夫妇A在一起将会比和其他夫妇在一起要幸福得多）的最大利益出发去行动吗？

然而，事实并非如此简单。据我所知，没有那么多潜在的小孩等着被分配给特定的父母。假如我们帮助夫妇A怀孕，然后一个小孩（小孩a）将会出生；假如我们帮助夫妇B怀孕，然后另一个不同的小孩（小孩b）将会出生。我们为什么要对将要出生的小孩的利益做出评估呢？假如我们帮助夫妇B怀孕，然后小孩b将会出生并开始他美好的人生，但是小孩a的人生更加美好。假如我们只有帮助一对夫妇的资源，并且我们的唯一标准是从将要出生的小孩的最大利益出发，我们将选择哪一对呢？我们忍不住要说夫妇A能帮助小孩实现最大利益。但这是错的，因为出生的是哪个小孩取决于我们所服务的将是哪对夫妇。从小孩a的最大利益出发，我们选择夫妇A；从小孩b的最大利益出发，我们选择夫妇B。假如我们着眼于将要出生的小孩的最大利益，我们不禁要问一个问题：假如她或者他出生，又假如她或者他根本就不会被生出来，这些利益是否得到了更好的保障？从这个角度来看，这个问题当然是非常奇怪的，因为它要求我们比较存在与非存在。也许一个更好的问题是：假如后来这对夫妇有了一个小孩，这个小孩是否会有值得去过的一生？在下一部分我将会回到这个问题。当前讨论的关键是"这个"潜在的小孩被其他任何一对父母（可能会更好）生出来的可能性不存在。这是体外受精与收养的类比性从根本上站不住脚的地方。

假如我们只有可以帮助一对夫妇的资源，那么选择帮助夫妇A将会引发争论。争论如下：假如我们帮助夫妇A，那么将会存在的小孩a会比帮助夫妇B所生出的小孩b更加幸福（在最佳预测的基础上）。假如没有在不同夫妇之间进行选择的其他相关理由，那么我们所能做到的最好的事情就是使一个最幸福的小孩得以存在。在这种情况下，我们最有可能通过帮助夫妇A而不是其他夫妇将最幸福的小孩带到这个世界上。因此我们应该帮助夫妇A。我们选择帮助夫妇A，就在行动上损害了帮助夫妇B所生出的小孩的最大利益。我们帮助夫妇A不是为了保障任何一个个人的最大利益，而是为了要使世界成为一个更加美好的地方。在那个"更加美好的世界"里，实际上将会存在的小孩（如小孩a）将会有一个比夫妇B所生出的小孩（如小孩b）更加美好的生活。

通过考虑下面这个类比，这一结论就会更有说服力。假设一家医院为了接受一个需要紧急手术的病人而延迟了一个需要非紧急手术的病人入院，没有人会坚持认为这对手术被延期的第二个病人来说是最有利的；恰恰相反，这一做法是违背她的最大利益的。之所以在行动上违背她的最大利益，是为了使需要紧急手术的病人受益。由于在此时必须要做出选择，所以给予更加紧急的病人以优先权看起来是正确的选择。

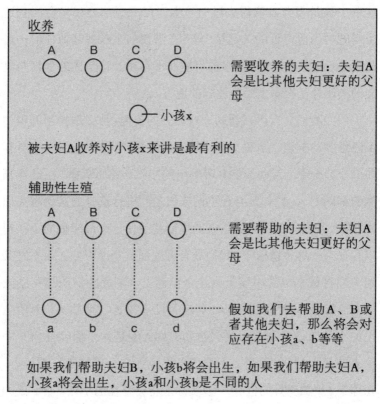

图11　收养与辅助性生殖的对比

在辅助性生殖的情况中，我们好像已经发现了一个能证明最初直觉是否正确的论证，我们必须帮助夫妇A而不是夫妇B或者夫妇C等等（假设我们只有帮助一对夫妇的资源）。这个论证并不是以可能出生的小孩的最大利益为行动基础的。它不是以遵循《人工授精和胚胎学法》或者曼彻斯特圣玛丽医院的规范为基础的。相反，这个论证恰恰是以福利最大化的理念为基础的：

我们必须尽可能地以出生的小孩的最大幸福为我们行动的标准。假如结论是一样的,理由的不同是否会有影响呢?答案是无论在理论还是在实践当中,理由的不同都会有影响。

对比存在和非存在

我们已经一直在假设我们只能帮助夫妇A、B、C等中仅有的一对。但是事实并不一定如此。去意大利并怀上双胞胎的59岁的老年妇女自己承担所有的费用。医院不需要在她和其他人之间做出选择。英国媒体之所以大声疾呼,不是因为她使得其他一些夫妇无法接受这方面的帮助,而是因为她被帮助怀孕会违背可能出生的小孩(任何一个可能生下来的小孩)的利益。

如果我们仅仅着眼于可能出生的小孩的利益,正如我已经提到过的那样,有个问题必须被提出:假如这对父母生了他或者她,这个潜在小孩的利益是否得到了更好的保障?如果他或者她根本就不存在呢?但是这是一个非常奇怪的问题。比较存在(无论以何种状态)与非存在有意义吗?有人说过这样的比较就像拿任意一个数用零去除那样没意义,乍看起来这种说法好像有道理,但其实没有意义。总的来说,存在是一件积极的事情,所以其他人会认为只要小孩不会过上一种可怕的生活,存在就是符合小孩最大利益的。也许有些人(比如说孟德斯鸠)有一种更加悲观的倾向,他们会持反面的观点,并且会在总体上把存在看作一种负面的经历。

假如那些说不能比较存在和非存在的人是正确的,那么评判潜在小孩最大利益的标准就是毫无意义的。但是这种观点遇到

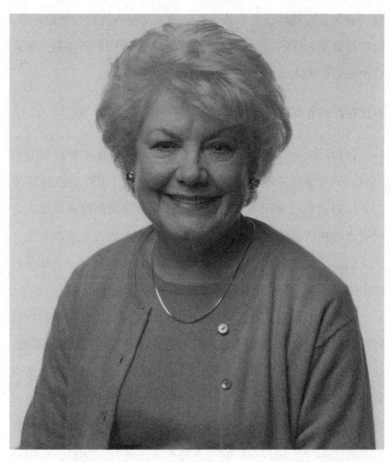

图12　一个59岁的绝经后妇女应该被帮助通过辅助性生殖的办法拥有一个孩子吗?

了难题。为了便于讨论，让我们假设夫妇J将有个小孩并且该小孩将会遭受巨大的痛苦（也许是可怕的基因所带来的痛苦）。小孩将会生活在持续的痛苦当中并且最终会在1岁时死去（对所有人都是解脱）。因此这个小孩的生命将在一年的持续痛苦当中度过。在这种情况下，好像确实可以说帮助夫妇J怀上这个孩子是一个错误，因为这样做将会违背将要存在的小孩的利益。

人们极有可能做出这样的判断，而不必非得"用零去除"。生命中的任何一段时间从整体上说不是正面的就是负面的。零以上的生活总体上对人来说是值得过的，零以下的生活总体上对人来说是不值得过的。就夫妇J将要生出来的这个小孩而言，他的生活总体上可以被评为低于零。正是由于这个原因，我们会说这个小孩最好是不要出生。说这句话时，我们没有依赖于有疑问的存在和非存在的比较，而是依赖于一个判断：他将要过的生活在总体上是高于零还是低于零（如上所述）。

无论你是否赞同，这一因果关系都站不住脚：59岁的绝经后老年妇女不应当被帮助怀孕，因为这样做将会违背潜在小孩的最大利益。

1. 假如比较存在和非存在毫无意义的话，那么帮助女人怀孕是违背潜在小孩最大利益的争论也是毫无意义的。由此，我们无法讨论任何基于最大利益的事情，因为比较一个并不存在的利益与一个存在的利益是毫无意义的。

2. 另一方面，假如判断是否有利于一个将要存在的小孩的利益确实是有意义的，并且该判断说到底是在预言这个小孩的生活是否将总体上是正面的，那么将要被问的问题是：这个59岁的妇女将要生的小孩总体上的生活可能是正面的吗？

就像我在一个坏天气里一样，假如你对存在持有一种悲观的看法，那么也许你会认为帮助这个妇女怀孕将没有从这个可能将要存在的小孩的利益出发。但这一观点却不是反对帮助绝经后妇女怀孕的英国媒体的观点。英国媒体的观点终将证明拒绝寻求生殖帮助的几乎所有夫妇都是正确的。一种更为公允的观念是，在学校里被戏弄也许会使小孩不高兴，但是很难说明他的一生因此就是没有意义的。法庭不得不决定从小孩的最大利益出发，在某些情况下很小的孩子更应该被允许死去而不是接受生命延长治疗，但为此制定了严格的标准：生活境况非常差，法庭判断小孩被允许死去是从小孩的最大利益出发的。媒体之所以反对帮助绝经后妇女怀孕，是因为由人工授精而出生的小孩会过得不如年轻一些的母亲所生的小孩好。但是正如我已经说明的，那与将要存在的小孩的最大利益不相关。那个小孩的生存状态与一个年轻女人所生的小孩的生存状态不一样。

维持和影响同一性的行为

本讨论造成了一个基本的差别：这个差别是在维持和影响同一性的行为或决定之间产生的。

维持同一性行为的一个例子就是一个怀了孕的女人大量饮酒。在这个例子中，喝酒并不会影响胎儿的同一性。假如小孩由于他母亲饮酒，以后出生时伴有脑部损伤，那么孩子受到的损害是由饮酒造成的。

影响同一性行为的一个例子就是一个女人延期生育，比如说从30岁延期到40岁。由于延期，一个不同的小孩将会出生。当医生选择帮助夫妇A而不是夫妇B怀孕时，她所做的就是影响同一性的决定。

一个影响同一性的行为会对这个行为的道德性产生影响吗？在分析基本道德理论时，这是一个首先被问到的问题。这是一个对于医生来说越来越重要的问题。

非同一性问题和影响同一性的干预措施

德里克·帕菲特称这个问题为非同一性问题，他用"14岁的女孩"这个例子来解释这个问题：

> 这个女孩选择要了一个小孩。由于她太小，她给她的小孩一个糟糕的生活开端。尽管这会对小孩的一生造成坏的影响，但可以预料小孩的生活仍然有价值。如果这个女孩再等上几年，她将会有另外一个小孩，那样她会给她的小孩一个较好的生活开端。

（第358页）

> 假如我们试着去劝说那个女孩等一等……"你不应该只考虑你自己，还要考虑你的小孩。你现在怀他，对他来说是不好的；如果你晚些怀他，你将会给他一个更好的生活开端。"……

> 我们没能说服这个女孩……我们认为她的决定对她的小孩是不利的，这样的观点对吗？假如她等了，这个特定的小孩就不会存在。并且，尽管生活的开端不好，小孩的生活总是有价值的……"假如一个人的生活是有意义

的，对这个人来说，这比他从来没有存在还糟糕吗？"我们的答案必定是否定的……当我们明白这一点时，我们还会改变对于这个决定的看法吗？我们会不再相信假如这个女孩等一等的话情况将会更好，她会给她的第一个小孩一个好的生活开端吗？……我们不能断言这个女孩的决定对她的小孩是不好的。为什么我们会反对她的决定呢？这个问题之所以会产生是由于在不同的结果里不同的小孩将会出生。因此，我应该将这个问题称为**非同一性问题**。

（第359页）

帕菲特的例子引发了除了非同一性问题之外的其他许多问题，其中尤其重要的问题是女孩自己的利益是什么。我想把其他问题先放到一边。在下面的方框里，我给出了一些进一步的医学背景，在这个背景下非同一性问题产生了。在所有这些情形下，假如决定被做出并且无论出生的是哪个小孩，这个小孩都可能有一个好的生活，这样当然更好。这样一个论点是基于福利最大化的观念而产生的。然而，在这些情形中，没有一种论证能够建立在潜在小孩利益的基础之上。我们也不能断言在三种情形下，无论做出哪个决定，出生的小孩会被这个决定所伤害。

非同一性问题对医生应该做什么有很重要的影响。在医生协助一个行为时，比如在怀孕期间开一个也许对胎儿有害的处方，那么这种伤害就为医生拒绝开处方提供了一个好理由，即使这个女人需要这种药物并且开这种药物能够有效控制病情。开这种处方是一种维持同一性的行为。但是当医生的行动是一个影响同一性的行为，也许会导致一个出生的小孩有缺陷时，其他情况也会比这样的情况更糟。在患者享有足够的自主权和足够的生殖选择的社会当中，医生通常不应当无视一个女人的选择（在没有人会被伤害的情况下）；在影响同一性的决定或者行为中，没有人会被伤害（除非缺陷是如此严重以至于小孩的生活总体上没有价值）。这样的一个结论违背了正常的直觉。在这种情况下，我认为正常的直觉是错误的：它是建立在一个错误的形而上学的基础之上的。

三个涉及非同一性问题的临床病例

1. 胚胎植入前的基因测试

假定例1：使得一个胚胎"变聋"。一对有导致耳聋基因的夫妇希望有一个也患有耳聋的小孩。这样小孩就是"耳聋社团"的一员了。这个女人怀孕了，基因测试显示胎儿没有导致耳聋的基因，将要出生的小孩极有可能是一个正常的小孩。假设有一种可以得到的药物，这种药物如被怀孕的妇女吃了会导致一个正常的胎儿患有耳聋。这种药物没有其他作用，并且在其他方面对胎儿和母亲是完全安全的。为了确保他们的小孩生下来就是聋的，这对夫妇决定这个女人应该服用这种药物。

（a）这对夫妇选择服药在道德上是错误的吗？

（b）医生应夫妇的要求而开出这种药物是错误的吗？

（c）假如父母确实服药并且他们的小孩生下来就是聋的，小孩对父母和/或医生不满，这在道德上是正当的吗？

我想象大多数人将会对这三个问题回答"是"。现在考虑以下假设的病例。

假定例2：选择一个"耳聋的胚胎"。一对有导致耳聋基因的夫妇希望被帮助怀孕。通过IVF（在妇女体外的实验室里使卵子受精，然后把受精卵植入妇女的子宫内）有许多胚胎被创造了出来。这些胚胎会通过基因测试以便知道哪个有"耳聋基因"。胚胎A是一个基因正常的胚胎，胚胎B有耳聋基因，但是其他方面是正常的。该夫妇选择胚胎B植入体内，然后一个耳聋的小孩B出生了。（假如你认为那个胚胎拥有一个人完整的精神状态，将例子稍作改动，让它只涉及卵子的选择，而不是胚胎的选择。）

（a）该夫妇选择植入胚胎B而不是胚胎A，这在道德上是错误的吗？

（b）医生同意他们的要求而采取行动是错误的吗？

（c）小孩B对父母或/和医生不满，这在道德上是正当的吗？

第一眼看来，这对夫妇有机会生一个听力正常的小孩却选择生一个耳聋的小孩，这好像是错的；医生允许这样一个选择发生也是错的。这些之所以看起来是错误的，最主要是因为这样一个选择将会对小孩有害。但是这个因果关系是错的：由于选择哪个胚胎用来植入体内是一个影响同一性的选择（见正文），所以这对于小孩来说是没有伤害的。

2. 推迟怀孕

一个还不是母亲的35岁女人期望多年以后成为一个母亲。她想推迟怀孕至四年以后，直至她完成了学位课程。她知道如果她推迟怀孕的话，她更加有可能怀上有唐氏综合征（唐氏综合征是由比正常数目多的多余染色体引起的，比如说47条而不是46条。大多数有唐氏综合征的人会有一定程度上的学习困难）的小孩。她请求她的医生给她开避孕药，医生为她开了三年半的避孕药，在这之后，这个女人怀孕了并且生了一个有唐氏综合征的小孩。医生给这个女人开避孕药的行为伤害了这个小孩吗？

3. 痤疮治疗

痤疮是一种典型的影响青少年的皮肤情况。它的特点是全脸布满斑点和小脓包。大多数青少年生有轻度的痤疮，但是一些人的情况会比较严重。严重的痤疮假如不加以治疗任其发展会导致心理上的问题和永久的面部疤痕。有时对付严重痤疮的唯一有效的治疗办法是一种叫异维甲酸的药物。但是异维甲酸却有一个重要的副作用：怀孕期间服用的话，它可能引起胎儿损伤。出生的小孩可能会患有先天性的面部畸形。

由于该药物对胎儿的这种副作用的严重性，由于其对胎儿或者这个胎儿将要长成的小孩的伤害，医生给一个有严重痤疮但已经知道怀孕了的妇女开这种药物通常会被认为是错误的（即使这个妇女要求服用这种药物）。

一个病人没有怀孕，但是也许会在服药过程中怀孕，这种情况下一个医生应该怎么做？给医生的建议是，他们只能在该妇女过了服药期才怀孕的情况下给她开异维甲酸。在某些情况下，这将要求医生同时开异维甲酸和避孕药给这个妇女服用。

这样看来，医生给一个没怀孕并且将会推迟怀孕直到超过异维甲酸药程（一般为六个月到一年）的妇女开异维甲酸是对的；但是在不能确定推迟怀孕的情况下，医生这么做就是错的。直觉是假如她没有推迟怀孕，那么她会伤害小孩；但是假如她确实推迟了怀孕，那么她将不会伤害她的小孩。然而相似的情形再一次发生了，那将会是一个不同的小孩。假如她怀孕了，小孩天生有缺陷，就不能断言小孩因为妇女没有推迟怀孕而被伤害了。因为假如妇女推迟了怀孕，那么这个小孩将根本就不存在。

第五章

推理工具箱

让我加上一个德昆西所记录的有男子气概的答复（《德昆西文集》第11卷，第226页）。某个人在神学或者文学辩论中把一杯葡萄酒泼到一位绅士的脸上。受害者没有表现出一点情绪并且对冒犯者说："先生，这离题了：现在假如你高兴，继续辩论吧！"（回答者亨德森博士于1787年左右死于牛津，只给我们留下了这么一些公道话，就凭这些话他就足以获得美好而不朽的名声。）

（J. L. 博尔赫斯，《污言秽语的艺术》，1933）

在我看来，医学伦理学是一门进行探究和批判性反思的学科。医生、护士和其他健康专职人员通常有一个好理由去做他们所做的事情。不经仔细推敲就认为富有经验的从业者所做和所想的是正确的，这是非常愚蠢的。但是哲学所扮演的角色就是要求理由并且置这些理由于仔细的批评分析之中。苏格拉底把他自己看作一个用笨拙的问题去激怒现状的高智商且讨厌的人。医学实践必须把自身置于两个相关学科——科学和哲学中才能不断得以改进。科学会问：证明某种治疗是最好的治疗的证据是什么？那个证据好到什么程度？有关其他治疗还有什么证据？哲学要求的是做出道德选择的理由：帮助这个单身妇女通过辅助性生殖的办法怀上一个孩子是对的吗？是应该尽全力通过重症监护设备延长这个病人的生命，还是应该允许她在最小的痛苦中死去？

每个人都期望哲学推理是严格的，在逻辑上是正确的。但是总的来说，哲学，尤其是伦理学之所以如此令人激动，是因为它能提供证据和论证，不仅要求理性的严格，而且需要想象力。伦理学使用许多推理工具，但它不仅仅是一个学习如何使用这些工具的问题：想象总是存在跳跃的可能性——不同的视角，或者把整个问题置于新的背景下和把思维向前推进之间的有趣比较。

我已经使用了许多种不同的工具：第二章中的逻辑论证、错误论证、定义和滑坡论证；第二章和第三章中包括思维实验在内的案例比较；第四章中的概念分析和概念差别的辨认。让我们来更加详细地考察一下伦理学推理的部分工具。

第一个工具：逻辑

一个有效的论证必须是逻辑上合理的。一个论证是用一套理由来支撑一个结论。一个演绎或者逻辑论证包含一系列被称为前提的陈述，这些陈述逻辑上导出一个结论。一个有效的论证是这样的：结论是应前提的逻辑需要出现的。从一个有效论证中产生的结论可能是也可能不是正确的。在第二章靠近开头的地方，我以三段论的形式引出了一个逻辑上有效的论证，但是我声明由于有一个前提是错的，所以结论也是错的。

三段论是一种可以用两个命题的形式表达的论证，我们称之为前提和由前提从逻辑上导出的结论。有效的三段论有两种主要形式。

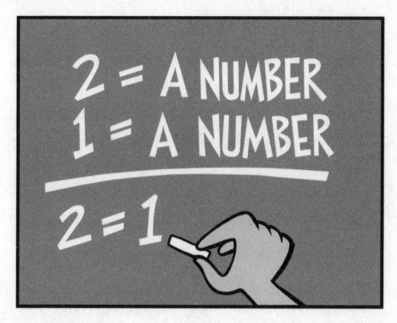

图13　逻辑是论证的第一个工具，但是要小心错误的逻辑

有效的三段论——第一种形式

前提1（P1）　假如p成立，那么q成立（假如陈述p是正确的，那么陈述q也是正确的）

前提2（P2）　p成立（即陈述p是正确的）

结论（C）　　q成立（因此陈述q是正确的）

这种形式的三段论的技术名称为假言推理。一个例子如下：

P1   如果一个胎儿是一个人，那么杀他就是错误的

P2   一个胎儿是一个人

C   杀一个胎儿是错误的

有效的三段论——第二种形式

前提1（P1）   假如 p 成立，那么 q 成立（假如陈述 p 是正确
            的，那么陈述 q 也是正确的）

前提2（P2）   q 不成立（q 是不正确的；q 是错误的）

结论（C）   p 不成立（因此陈述 p 是错误的）

这种形式的三段论的技术名称为否定后件推理。一个例子
如下：

P1   如果一个胎儿是一个人，那么杀他就是错误的

P2   杀一个胎儿不是错误的

C   一个胎儿不是一个人

有一种人们经常采用的无效的或者逻辑上错误的论证形式，
它值得我们小心注意。

三段论形式中的一个无效论证

前提1   假如 p 成立，那么 q 成立（假如陈述 p 是正确
            的，那么陈述 q 也是正确的）

前提2   p 不成立（即陈述 p 是错误的）

错误的结论   q 不成立（因此陈述 q 是错误的）

一个例子如下：

P1   如果一个胎儿是一个人，那么杀他就是错误的

P2   一个胎儿不是一个人

C   杀一个胎儿不是错误的

除了胎儿是一个人外，杀一个胎儿是错误的也许还会有其他原因。

当你正在检查医学伦理学中的一个论证时，正如我在第二章中讨论我所谓的"打纳粹牌"时所做的那样，尝试把论证简化到基本的形式是很有用的。这使得前提可以被清楚地确认和检查，并且有助于在论证中暴露谬误。医学伦理学和广义上的应用哲学是建立在我们都应该接受的前提基础上的，是与构建我们该做什么这样的论证相关的。

第二个工具：概念分析

有效推理的一个重要成分是概念分析。概念分析主要有四种形式：提供一个定义，阐明一个概念，区分（分开）和鉴别两个不同概念间的相似性（整体化）。这些形式并不总是割裂开的。例如，在第二章中，我为不同类型的安乐死提供了一些定义，这样一个定义的过程就是进行区分的一部分，二者并不总是独立的活动。概念的澄清在医学伦理学上是一个至关重要和苛刻的任务。在大多数情况下，我们经常使用那些毫无疑问的概念，但是这些概念在新的背景下就变得很不清楚。医学上的一个重要概念就

是患者的最大利益。根据英国和美国的法律,医生通常必须从患者的最大利益出发去治疗患者。假如患者是一个患阑尾炎的年轻男人,很显然他的最大利益就是要求割除阑尾。从一个同时患有严重老年痴呆和肠癌的男人的最大利益出发,该怎样制订治疗计划是非常不清楚的。这个问题包含了在这种情形下哪些因素构成了"最大利益",以及谁又将做出判断。我们将在最后一章中看到,这个问题甚至比我们讨论一个可能在将来存在的孩子的最大利益或者说福利还要困难。

第三个工具:一致性和案例比较

一致性的根本原则是,假如你推断你在两种相似的情形下必须做出不同的决定或者做不同的事情,那么你必须能够指出导致了不同决定的这两种情形道义上的相关差异,否则你将是前后矛盾的。

在第二章当中,我在考克斯医生的行为(注射氯化钾)和许多医生在相似的情况下非常合法的行为(注射吗啡)之间做了一个比较。我提出了,为什么考克斯医生,而不是那些注射吗啡的医生面临着严重的犯罪谋杀(未遂)指控?这是不一致的实践,还是有道义上相关的差异?明显的差异是考克斯医生打算让他的患者死去,而那些注射吗啡的医生尽管预见到患者会死去但不打算让患者死去。**企图**和**预见**之间的差异是否在道义上相关是需要进一步分析的。

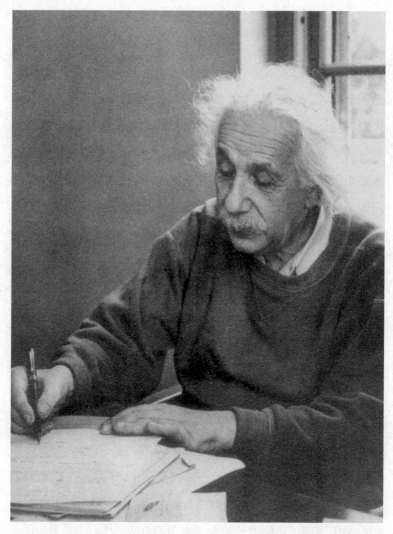

图14　爱因斯坦使用思维实验来科学地理解宇宙。思维实验也是伦理学中一个至关重要的工具

思维实验

用于案例比较或者一致性检查的案例可以是真实的，也可以是假想的，或者甚至是不切实际的。哲学家经常使用想象的案例来测试论证和检测概念，这些案例被称为"思维实验"。和许多科学实验一样，思维实验被设计出来以便检测一个理论。我在这本书中已经几次用到了思维实验。在考虑思维实验的过程中，使用想象可以使论证向前推进或者挑战我们常规的思维方式。

第四个工具：基于原则的推理

好几本书和许多论文围绕四个原则和它们的应用范围展开了医学伦理学的分析（见下页方框）。这些原则最好被看作是观点而不是逻辑论证的前提。它们可以作为一个有效的检查手段，因为全部的观点都被考虑到了。比如当考虑医生是否应该不顾患者的隐私时，通过检查源于每个原则的观点来鉴别关键问题也许是有帮助的。然而这仅仅是开始。接着还需要进行概念分析（如在这种情况下最大利益指的是什么）和判断。

另一个"自上而下的"推理形式是论证，不是基于四个原则中的一个，而是基于一个普遍的道德理论，比如说功利主义。笼统的关于道德理论的讨论超越了本书的范畴。实际上这种"自上而下的"推理包含了找出一个你认为在一般情况下是正确的道德理论，然后在你正在考虑的某种特殊情况下拓宽该道德理论的含义。

在我看来，关于道德的推理包含了我们对特定环境或案例的道德反应和我们的道德理论之间连续的动态变化。罗尔斯称此过程为**反思平衡**。

在这个过程中，关于个人情况的理论和信念都能够被修订。当关于个别案例的理论和我们对其的直觉之间缺乏一致性时，没有运算法则或者计算机程序能够告诉我们哪个或者有什么是我们必须改变的。那样就是判断了。

医学伦理学中的四大原则

1. 尊重患者的自主权

自主权（字面意思是自治）是建立在思想和决定基础之上的自由和独立思考、决定和行动的能力（吉伦，1986）。尊重患者的自主权要求健康方面的专职人员（以及包括患者家属在内的其他人员）来帮助患者做出自己的决定（比如通过提供重要的信息）并尊重和遵从那些决定（即使健康方面的专职人员认为患者的决定是错的）。

2. 有利：促进对患者最有利的方面

这个原则强调为别人做好事在道德方面的重要性，尤其是在医学背景下为患者做好事。遵循这个原则就是要做到做对患者最有利的事情。这就产生了一个问题：谁来判断什么是对患者最有利的？根据通常的解释，这个原则着眼于一个相关的健康专职人员从病人的最大利益出发将会做出什么样的客观评估。从尊重患者自主权的原则来看，患者自己的观点被剥夺了。

当一个有能力的患者选择一个并非对他或她最有利的行为时，上述两个原则就会发生冲突。

3. 不伤害：避免伤害

这个原则从反面重申了有利原则的相反方面。该原则强调我们不得伤害患者。在大多数情况下，这个原则没有给有利原则增加任何有用的内容。保留不伤害原则的主要原因是，一般认为我们显然有责任不去伤害任何人，然而我们仅仅对有限数量的人有助益的责任。

4. 公正

这个原则有四个要素：分配公正、尊重法律、权利和惩罚性公正。

考虑一下分配公正原则：首先，在相似的环境下，患者通常应当获得相同的卫生保健；其次，在决定应该给某一类患者哪个等级的卫生保健的时候，我们必须考虑使用这样一种资源对其他患者的影响，也就是说，我们必须尽可能公平地分配我们有限的资源（时间、金钱、重症监护床位）。

公正的第二个要素是，是否存在某一行为，该行为虽然违反（或不违反）法律但与道德相关。许多人持有这样的观点：在某些情况下违法也许在道德上是对的。然而既然法律是通过合理的民主程序制定出来的,那么法律就应当具有道德约束力。

权利的类型和状态是非常有争议的。最基本的观念是,假如一个人有权利,那么权利将会带给他特殊的利益——一种保护,因此即使整个社会的利益因此而减少,他的权利也会被尊重。

"惩罚性"公正与合理地惩罚犯罪相关。在医学背景下,当一个人因为精神障碍而犯罪时,这个问题时常会被提起。

找出推理当中的谬误

正如鸟类学家认出鸟儿一样,逻辑学家喜欢找出谬论和给其命名。我们回到第二章当中的"人身批判"部分。在医学伦理学当中,找出谬误是一个非常有用的训练,因为它能够帮助我们看穿一个修辞上强大但终究是错误的论证。这里是我最喜欢的由弗卢(1989)命名和定义的两个谬误。

非真正苏格兰人的举动

有人说:"没有哪个苏格兰人会用钝器把他的妻子打得遍体鳞伤。"他面临着一个极为明显的谬论:"安格斯·马克斯朴兰先生就是这样做的。"我们的爱国者没有收回或者至少修订太过匆忙做出的轻率主张,而是坚持认为:"哦,没有一个真正的苏格兰人会做这样的事情。"

这看起来像一个关于实际情况（一个经验主义的主张）的陈述，通过调整话语的意思而不让反例有任何机会，因此通过定义和剔除任何经验主义的内容，陈述变成了真的。

十漏桶策略

它

　　给出了一系列谬论，就好像把它们放在一起就正确了一样：需要从积累的证据中仔细区别，其中每一个项都有自己的一些分量。

自然和扮演上帝

我们在第二章中遇到了两种论证，并且我说过要更加仔细地考虑这两种论证：自然论证和扮演上帝的论证。

自然论证

自然论证归结为这样的声明：这不是自然的，因此这在道义上是错误的。该论证已经被用来反对同性恋，经常在医学伦理学背景下（在考虑安乐死和讨论现代生殖技术与遗传学的可能性时）被提出来。该论证至少在三个情形下是有疑问的。首先，还不是完全清楚说有些东西是非自然的究竟是什么意思。假如大

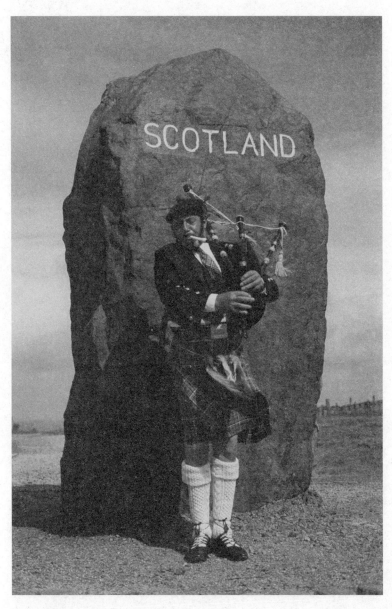

图 15　非真正苏格兰人的举动：论证中的谬误

约10%的人有明显的同性恋倾向，并且在其他物种中也看到了同性恋行为，那么说同性恋是非自然的意味着什么？其次，为什么它会由非自然和道德上错误的事实中得出，这似乎很不清楚。什么样的证据能支持它呢？第三，关于非自然的在道德上是错误的断言有着大量的反例，而且大多来自医学实践本身。一个患有脑膜炎的小孩也许会被抗生素和重症监护救活。不管从什么意义上来说，没有一种处理是"自然"的。用体外受精的办法帮助夫妇生孩子也许是错误的，但是假如那是错的，也不是因为体外受精是非自然的。

扮演上帝的论证

扮演上帝的论证也能被概括为：因为这是在扮演上帝，所以这个行为在道德上是错误的。这个论证的问题和自然论证的问题相似。哪个标准能够被用来区分执行上帝的意愿和我们对上帝角色的侵占？下面哪一个是在扮演上帝：提供体外受精、中止生命维持、注射抗生素和移植一个肾脏？我认为，在我们能够决定哪些可能被认定为扮演上帝之前，我们首先必须确定哪些行为是对的，哪些行为是错的。因此扮演上帝的观念对于决定该做哪些事没有帮助。

滑坡论证

在关于推理方法的这一章中，我想最终谈一谈滑坡论证。滑坡论证经常在医学伦理学中使用。论证的核心是，一旦你接受了一个特定的情况，那么不接受越来越多的极端情况将会是非常困难或根本不可能的。假如你不想接受更加极端的情形，你必须不接受最初的、不怎么极端的情形。

反对实施自主安乐死（我在第二章中曾简单提到过）的论证就是一个滑坡论证。例如，假设一个自主安乐死的支持者给出了一种情形，在那种情形下安乐死貌似是可以接受的。考克斯医生实施安乐死的案例也许就是这样一个例子。滑坡论证可以被用来反对杀死患者，不是因为在这个案例中，杀人是个原则上的错误，而是因为在这个案例中允许杀害将会不可避免地导致在杀害是错误的情况下允许杀害。

滑坡论证最主要的反对意见声明了一个障碍可以被放置在下坡的某个位置上，因此在爬上坡顶的过程中，我们将不会不可避免地滑到底部，而是在滑到障碍的时候就止住。

有两种形式的滑坡论证：逻辑形式和经验主义的形式。

滑坡论证的逻辑形式和连锁推理悖论

滑坡论证的逻辑形式可以被看作由三个步骤组成：

第一步：依据逻辑，假如你接受（显然合理的）命题p，那么你也必须接受与其紧密相关的命题q。同样，假如你接受命题q，那么你也必须接受命题r，一直到命题s、t等等。命题p、q、r、s、t等等形成了一系列的相关命题，邻近的命题比那些离得比较远的命题更加相似。

第二步：这一步是从论证的反面展示或者获得一致性：在这个步骤下的某一阶段，命题变得明显难以接受，或者暴露出错误。

第三步：这一步是应用正式逻辑（否定后件推理）去推断由于后面命题中的一个（比如命题t）是错误的，那么第一个命题p也是错误的。

概括起来说，第一步是建立前提：**假设p成立，那么t成立**。第二步也是建立前提：**t是不成立的**。第三步是指出依据逻辑，从这些前提出发可以得出**p不成立**。

论证中的第一步是特别与滑坡论证相关的。论证中至关重要的部分是建立一系列的命题，其中彼此邻近的命题非常接近，不可能有合理的理由去支持一个命题是正确的（或者是错误的）而邻近的命题是错误的（或者是正确的）。

滑坡论证的逻辑形式是与一类最早由古希腊人（据称是欧布里德——见普里斯特，2000）发现的以"连锁推理悖论"知名的悖论紧密相关的。

"连锁推理"这个名称来自希腊语soros，意为"一堆"。这一悖论的早期例子是，一粒沙子成不了一个沙堆。加一粒沙子到不是一个沙堆的东西上去将不会堆成一个沙堆，因此永远不会有一个沙堆。

由于我们使用的许多（也许是大多数）概念有一些含糊的地方，悖论的这些形式产生了：假如一个概念适用于一个对象，假如那个对象有一个很小的改变，那么这个概念将依然适用。但是我们偶然观察在沙滩上玩的一个小孩将会发现沙堆确实存在，滑坡论证的逻辑形式是有缺陷的。即使命题p是成立的，命题t也有可能是不成立的。对滑坡论证有三种可能的回应。

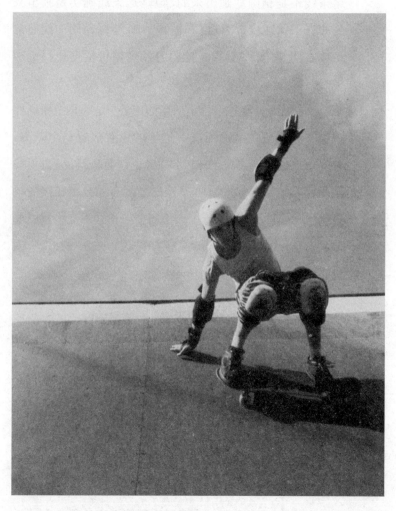

图16 一个滑坡可以被转化为一段楼梯

1. 论证每个小的改变产生一个小的（也许是极其微小的）道德差异（如同每粒沙子）。

2. 在滑坡的某个位置上画一条线或者放置一个障碍。虽然这条线不是精确地画出来的，但是这条线确实是画出来的。为了保证政策清晰（和法律清晰），画精确的线通常是非常明智的，尽管根本的内容和道德价值变化得更加缓慢。

3. 第三个回应（当然并不总是适当的回答）是因某个原则性理由在一个不是武断而是有道理的位置放置一个障碍。在安乐死的例子当中，一个支持者也许会争辩说，自主安乐死和其他形式如非自主安乐死之间有差异。在接受自主安乐死的可能性时，一个人不需要在不知不觉中接受非自愿安乐死或者强迫安乐死：其中的逻辑关系更加像一段楼梯而不是滑坡。

滑坡论证的经验主义形式

滑坡论证的第二种形式是经验主义的或者"实践当中的"，而非逻辑形式。自主安乐死的反对者也许会争辩说，假如我们允许医生去执行这些安乐死，那么在现实世界当中，这实际将会导致非自愿安乐死（或者更甚于此）。这样一个反对者也许会承认从一个方面滑到另外一个方面没有逻辑理由，但是在实践当中，这样的滑坡确实会发生。因此，我们必须不让自主安乐死作为某个政策而被合法化，即使这样的安乐死在原则上不是错误的。

论证的经验主义形式依赖于关于实际世界的假设，并因此引发了这类假设的证据是否有说服力的问题。在实践中会发生什么经常取决于政策的措辞和执行精确到何种程度。通过放置一个障碍或者仔细说明使某个行为合法或不合法的情境来避免滑下斜坡是完全可能的。

在这一章中，为了思考推理的一些工具，我已经从医学伦理学的特定问题中退了出来。我现在将回到问题中去，并且在下一章中我将声明法律对待精神疾病患者的方式是不公平的。我首先将声明法律是不一致的。

第六章

对待精神错乱者的不一致性

> 2000 年 4 月的第 43 天：今天我们庆祝一个最伟大的事
> 件！西班牙有了一个国王。我们已经发现了他。我就是这
> 个国王……现在对我来说所有事情都已明朗，我对它们了如
> 指掌。但是在这之前，在我似乎看每件事都像隔着一层雾气
> 之前，我不知道其中的缘故。我想，这一切都可以通过一般
> 人的这一可笑观点来解释：脑子在头里面。并非如此：它由
> 来自里海方向的风所携带。
>
> （果戈理，《狂人日记》，1835）

1851 年塞缪尔·卡特赖特医生在《新奥尔良医学和外科杂
志》上发表了一篇文章，该文章描述了漂泊狂这一精神疾病（摘
自赖兹纳克，1987）。这是黑奴的一种疾病：它表现为黑奴要从
他们的白人主人那里逃跑的趋势。

1952 年《美国精神疾病诊断和统计手册》第一版出版。它包
含了美国精神疾病的主要分类。同性恋被作为一种精神障碍列
在其中，并且它的地位在 1968 年出版的该书第二版中被进一步确
认。1973 年在美国精神病学会内部发生了关于同性恋医学地位

的争论。通过学会投票，赞成将同性恋从精神障碍中除去的人以微弱优势胜出。

包括英国在内的欧洲大多数国家所使用的疾病分类系统是国际疾病分类。目前的版本将恋物癖作为精神障碍包括在内。它是这样被描述的：

> 依赖某些无生命的物体来引起性唤起和性满足。许多恋物癖是人类身体的延伸，比如衣服和鞋类。其他常见的病例涉及一些特定的质地（如橡胶、塑料和皮革）。

如果一个人经历周期性的、强烈的、针对这些物体的性欲望和性幻想，如果他迷恋这些物体持续超过六个月，如果某个物体是最重要的性刺激之源，那么这个人可以被诊断为恋物癖患者。20年后恋物癖还会被当做精神障碍吗？

隐藏在精神障碍的诊断和分类背后的社会和伦理价值从20世纪60年代反传统精神病学运动发起时就一直被攻击。我们所认为的"健康"和"不健康"有时反映了我们的价值观念，这些观念可能并且应该会被挑战。尽管什么是精神疾病能够引起高深、难解的问题，但是我会将这些放在一边。某些情形，如精神分裂症，确实会使人们难以接触到现实并且带来痛苦，基于此，我认为这些情形理所当然是和精神病学的医疗专业相关的。在这一章中我想要研究的是，我们在强制治疗和安全安置那些有或者没有精神障碍的人时所使用的不同标准。我将说明那些有精神障碍的人是受制于双重不公平的。

　　大多数西方国家有特定的法律允许违背精神疾病患者的意愿，强迫他们住在医院里并且接受治疗。这样的法律一般说明了两个问题：第一，出于患者自身的利益，当患者拒绝治疗时，何时可以将治疗施加于他们身上；第二，怎样才能保护社会免遭潜在的精神疾病患者的伤害。我认为在一个法律体系内试图去做这样两件不同的事情是错误的。

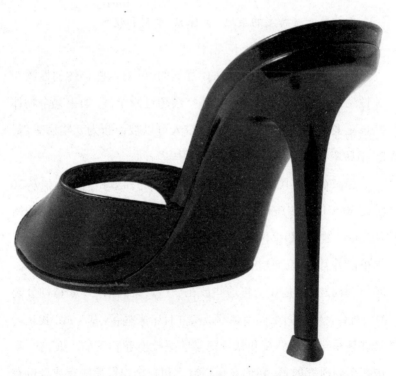

图17　不久前同性恋还被归为一种精神疾病。恋物癖现在仍旧被归为一种精神疾病

犯罪和精神疾病

刑法主要针对的是公众保护问题。然而，如果危险和违法行为是由精神疾病导致的，将精神疾病患者当做罪犯来处置是有问题的。在英国和许多其他国家的法律当中，认为一个人有罪必须要证明以下两点：这个人必须有过相关的行为，以及这个人具有为该行为负责的必要的精神状态。第一点就是大家所知道的犯罪行为，第二点就是大家所知道的犯罪意图。所要求的明确的犯罪意图随着犯罪行为的不同而变化。比如，**谋杀**罪行必须有"明确的意图"，必须有杀死受害者（或者对受害者造成严重生理伤害）的意图。认为某人犯有**过失杀人罪**就只须表明这个人表现出重大过失。

即使一个精神疾病患者有过一个犯罪行为，他也可以被认为是"无罪"的，理由是，因为精神疾病他不必为他的行为负责，这是长期以来确定的自由主义原则。姑且这样认为：一个人的躯体执行了那个行为，但是他的心理并没有犯罪。

一个关键的英国案例是有关丹尼尔·麦克诺顿的，他同莎士比亚一样会用不同的方式拼写自己的名字。麦克诺顿受幻觉所苦，认为英国保守党正着手实施一个杀害他的计划。他决定杀死保守党的领导人罗伯特·皮尔爵士。1843年他开枪射击了皮尔的秘书爱德华·德鲁蒙德，但在开第二枪时被阻止了。鉴于其精神错乱，麦克诺顿被宣告无罪并且被送到了一个安全的精神病院

（南伦敦的贝特勒海姆医院，贝特勒海姆是 bedlam[①] 这个单词的由来）。无罪宣判激起了公众的愤怒。上议院要求法官们制定法律确定，鉴于精神错乱，某些人在什么时候会被认为"无罪"（现在被称为"麦克诺顿规则"）。

保护社会免受危险人物的伤害

犯了足够严重的暴力罪行且没有精神障碍的人通常会被送进监狱。把这样一个人送进监狱有许多理由。一个理由是作为惩罚：他应当受到惩罚。另一个理由是保护社会安全。

有两个至关重要的自由主义原则被融入了刑法，这两个原则也是欧洲法律人权方面的一部分。

1. 不能因为预期一个（还）没有犯罪的人将会犯罪而将其监禁。

2. 一个人一旦服完刑必须被允许重新进入社会，尽管有些罪行可能被判无期徒刑。

然而，这两个原则仅仅适用于那些没有患上精神障碍的人。假如你由于精神疾病而有过一个暴力行为，你可能会被拘禁在一家精神病院里，直到你被认为不会对他人造成一定的威胁为止。这可能会比一个精神正常、有过相似暴力行为的罪犯被拘禁在监狱里的时间要长得多。实际上即使你没有暴力行为，你也可能被这样拘禁着。我将会用"预防性拘禁"这个词来指代在下列一个

---

① 意为"疯人院"。——译注

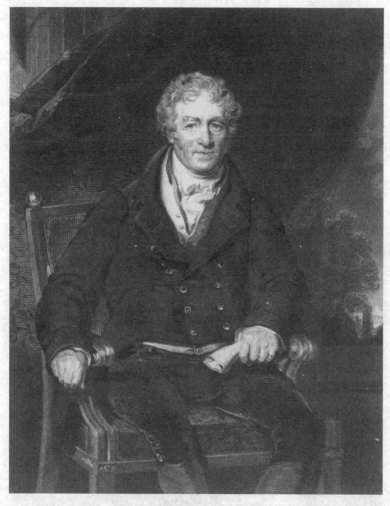

图18　一个在1843年刺杀英国首相罗伯特·皮尔爵士的企图,导致了什么时候某些人鉴于其精神错乱被认定为无罪的法律规则的制定

或者两个情形下为了保护其他人而将某个人限定在一个安全环境(监狱或者一家安全的精神病院)里: 1. 当一个人(还)没有采

取一个暴力行为时；2. 当他已经有过这样一个行为并且已经在一个安全的环境下度过了与他的行为相应的刑期时。上面列出的这两个自由主义原则现在能够被重新写为："一个人不应该被预防性地拘禁。"我所担心的是这将适用于那些没有精神障碍的人，而不是有精神障碍的人。那是不公平的。

当然，有一个重要的公共政策问题：社会如何保护自己免受具有伤害他人的巨大威胁的人的伤害。英国尤其关注对儿童有威胁的人。我想要做的论证是一个有关一致性的论证。假如有两个人，A有精神疾病，而B在精神上是健康的，他们对其他人有同样的伤害风险。那么，假如预防性地拘禁A是正确的（因为存

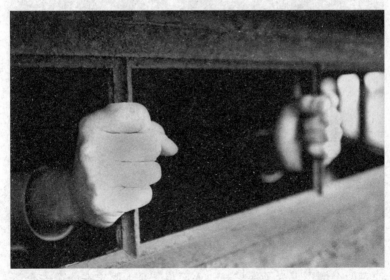

图19　一个已经服完刑的罪犯必须从监狱里被释放出来，即使他还是危险的。一个依旧有危险的精神疾病患者也许会被永远锁起来。这公平吗？

在伤害风险），那么这样对待B也是正确的。反过来，如果预防性地拘禁B是错误的（如欧洲法律的规定），那么拘禁A也是错误的。否则我们就是歧视精神疾病患者。

有没有理由证明这些是明显的歧视？我能想到的有四个可能的理由，但是在我看来，没有哪个理由能证明另一种预防性拘禁是正确的。

1. 精神上有疾病的人是更加危险的。

2. 伤害风险评估对于精神疾病患者是更加确定的。

3. 这样的情况也许是可能的：在医院里延长拘禁将会进一步改善其精神状况并使其对其他人的伤害风险进一步降低。如果留在医院里更长时间会降低风险，那么把病人从安全的精神病院里释放出来将是愚蠢的。

4. 最后一个理由取决于精神疾病患者和被治愈者在需求方面的差别。典型的情况是，被预防性拘禁的精神疾病患者仍然有慢性疾病，所以他们仍然有伤害他人的风险，需要被继续拘禁。在患者的需求和当他被治愈的时候也许会产生的需求之间进行区分，至少在理论上是可能的。可以认为他真实的愿望是当他被治愈的时候他所想要的东西。由于他对别人的威胁是由他的精神疾病引起的，因此这样的期望是合理的：假如他是正常的，他会说当他生病并对他人是一种威胁时，他愿意被预防性拘禁。因此尊重一个人健康时的可信愿望和他的自主权将意味着当他生病（和危险）时他需要预防性拘禁。

我将会依次考虑这四个理由中的每一个。

第一个理由是不相关的。我现在所考虑的情形是两个对他人有同样伤害风险的人，一个没有精神疾病，一个有精神疾病。

假如第二个理由是成立的，它也许为方式上的不同提供了微弱的基础，但它是不成立的。众所周知，我们很难对别人的伤害风险作出评估，无论我们面对的是不是精神障碍患者。无论在哪种情形下，这个问题的关键是，伤害的风险是否能证明预防性拘禁是正确的。风险估计的不确定性的程度也许会改变预防性拘禁的门槛，但不会改变预防性拘禁的原则。

第三个理由并不能说明为什么要对精神疾病患者与非精神疾病患者采取不同的对待方式。在这两种情况下，一个被拘禁的人被进一步拘禁也许对别人的伤害风险更小。假如风险方面的持续降低为精神疾病患者的预防性拘禁提供了基础，那么它也为非精神疾病患者的预防性拘禁提供了基础。然而，我不相信在这两种情况下它会提供好的理由。假如预防性拘禁被证明是正确的，那么它一定是建立在对别人的伤害风险的基础上的。假如两个人有相似的风险，那么他们应当受到相似的对待。

第四个理由提供了最好的论证，但是这也是不足以令人信服的。我们现在正在谈论的精神障碍患者往往是那些有慢性精神疾病或者人格障碍的人。不太可能有好的证据能证明此类人的"可信愿望"会是继续被拘禁。在缺乏这些证据时，在尊重他们自主权的基础上使一个人持续被拘禁，看起来是很有问题的。

我推断，假如我们认为将对别人有一定伤害风险的精神疾病患者拘禁起来是正确的，那么对那些非精神疾病患者我们也应当这样做。反过来，假如我们认为对于非精神疾病患者而言，预防性拘禁是一种不可接受的对人权的侵犯，那么对于精神疾病患者而言，预防性拘禁也是一种不可接受的对人权的侵犯。我没有指定我们该走哪一条路。我所要指出的是目前的立场是站不住脚的，因为它是不一致的和不公正的。

为了精神疾病患者而采取的强制性治疗

在这一章的开头我写道，精神障碍患者受到了双重的不公平对待。他们被区别对待，不仅是为了保护其他人也是为了保护他们自己。在医学伦理学和法律上，患者可以拒绝医生和其他人所谓的有益的治疗，这是一个长期原则。一个经典的例子是，一个耶和华见证会成员即使在不被输血有可能死时也拒绝接受输血。一个有行为能力的成年人有权拒绝任何即使是救命的治疗，这是许多法律体系中的一个原则。这个原则适用于生理疾病治疗。但它在许多国家对精神疾病患者是不适用的。拿英国来说，《精神健康法案》规定了对于精神障碍患者的强制性治疗。

根据英国《精神健康法案》的规定，一个患者被拘禁在医院里接受治疗需要依次满足三个标准：

（1）他必须患有精神障碍；

（2）他的精神障碍"在性质和程度上使得他应当在医院里接受医学治疗"；

（3）同意治疗"对患者的健康、安全或者对保护其他人来说是必需的"。

当考虑保护其他人时，我已经考虑了内在的不公平。我现在想考虑一下患者自身的"健康和安全"。

关于《精神健康法案》值得注意的是，一个精神障碍患者在其本人拒绝治疗的情况下，仍会被治疗，即使他有能力同意或者拒绝。假如其他人（如一个精神病医师和社会工作者）认为这是适当的，那么有行为能力的精神疾病患者会被强制治疗。这是不公平的，除非精神障碍患者确实没有能力拒绝治疗。但事实并非如此。某个人是否有精神障碍是一个主要留给医生的问题，并且它包含了导致忧郁的许多心理学问题。一些精神障碍患者会缺乏决策能力，有些则不会。

问题来自"B诉克罗伊登区健康管理局"一案（1994）中英国的法律调查。一个被诊断为边缘型人格障碍的24岁女性被接收住进精神病院。她有自残的历史。由于她试图用刀割伤自己，根据《精神健康法案》，她被强制性拘禁。医院可以防止她的这些伤害行为，但是她的反应是绝食，结果她的体重降到了危险的低水平。到1994年5月，她的体重仅为32公斤，医生认为假如她继续这样做的话，她将会在几个月内死亡。医生为了防止她死亡，打算对她进行管饲。她获得了一项阻止医生如此去做的禁令，直到这一案件可以被合法审讯。尽管到那时她已开始进食，但是最高法院仍在考虑管饲是否合法的问题。

最高法院做出以下几点判定：（1）她有拒绝治疗的能力，但是（2）她有精神障碍，因此，尽管她具有拒绝治疗的能力，但按照

《精神健康法案》她可以被强制治疗。这是因为她的精神障碍在性质和程度上应当接受医学治疗，并且这种治疗对她的健康和安全是必需的。

精神障碍患者与其他人所适用的是不同的标准，这又一次困扰了我。将救命的治疗强加于一个拒绝和有能力拒绝治疗的患者身上也许是正确的，也许是错误的。但是根据一个人是否有精神障碍而改变答案，这似乎就是错的。当然，许多精神障碍干扰了他们拒绝治疗的能力。也许最高法院判定B有拒绝治疗的能力是错误的。我们也许需要加深对精神障碍如何以及何时干扰这个能力的理解。但是对我来说似乎不能接受的是，完全绕过这个问题并家长式地对所有精神障碍患者进行治疗，而给予非精神障碍患者拒绝治疗的自由。这样做就是歧视，又一次违背了精神疾病患者的意愿。

现代遗传学如何考验传统保密？

令人惊讶的是，把我们带到世上的精液中，不仅携有祖先肉体形式的特点，还携有他们思考方式和思想态度的特点。这么一小滴液体是如何容纳下如此无限的信息的呢？……我们可以假设，我患有结石的可能性应该归于父亲，因为他深受一颗大的膀胱结石之苦而死。……现在我已经出生25年……在他患病之前……在这段时间中患病的可能性是在哪里逐渐形成的呢？在他没患病的时候，他制造出我的那一小块物质是如何将如此标记性的一个特征传递给我的呢？这个特征又怎么能隐藏得这么好以至于我在45年之后才意识到它……

（蒙田，《孩子与父亲的相似性》）

第五掌骨从手掌外侧手腕处延伸到小指根部。发生在这根骨头指关节处的骨折只有一种原因：握紧拳头打某人或某物。患者当然可能不会承认这一点，但是骨折揭露了真相。

现代遗传学日益发展，不仅能揭示过去还能预测未来，而且更加深入。个人的基因测试结果能给出关于亲属的信息。这在现代遗传学出现前只能达到有限的程度。现在实现这些可能性的范围扩大了，这种扩大让我们必须重新思考医疗保密。

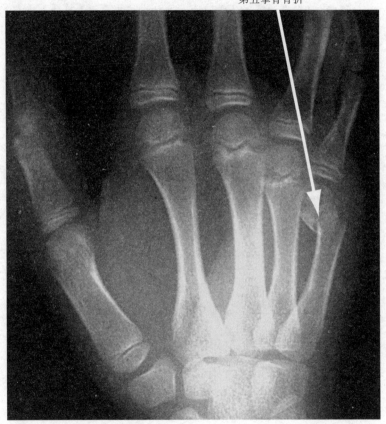

第五掌骨骨折

图20　秘密被揭露了。靠近第五掌指节处的骨折的唯一原因是什么？

案例1：基因测试揭示了父子关系的秘密

让我们从揭示秘密开始吧。下面是发表在《柳叶刀》上一个现代遗传学服务方面的现实案例。

约翰和莎拉在他们刚出生的宝宝被诊断出一种常染色体隐性病症后，咨询了遗传学门诊。这种疾病非常严重且使人衰弱，孩子第一年死亡的概率非常高。导致这种疾病的基因刚被测序出来，这使得在未来的孕程中进行出生前的诊断成为可能。约翰和莎拉同意将他们和患病孩子的血样用于DNA提取。

在与遗传学家的第一次会面中，这对夫妻被告知他们将来的孩子有这种情况的概率是25%（见图21）。这是建立在约翰是莎拉新生儿的亲生父亲的假设上的。

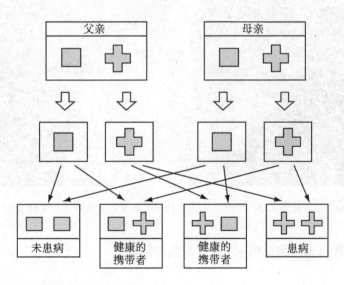

图21　常染色体隐性遗传

然而，DNA样品的分子分析却显示约翰不是孩子的父亲。这说明未来约翰和莎拉的生物学孩子实际上不太可能有这种衰弱的情况。因为大概1 000人中只有一个人会携有这种隐性基因。几乎能肯定约翰有正常的基因，这就防止了他的小孩会出现这种情况。

　　遗传学家应该把约翰不是新生儿亲生父亲的这个事实告诉他吗？

　　一份重要的美国报告建议在这种情况下应该对夫妻二人都坦白。但是这份报告倾向于一种诚实且开放的方式。有影响力的美国医学会遗传学风险评估委员会建议在这种情况下只告知女方，并且认为"基因测试不应被用于扰乱家庭"。美国和欧洲的大部分调查显示，大部分遗传学家支持后一种方法。1990年一个跨文化

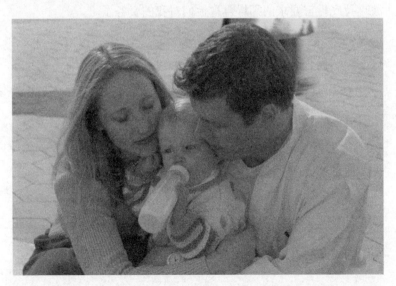

图22　DNA测试显示这个男人不是孩子的父亲，而他还不知道。基因咨询医生应该告诉他什么？（图为模特）

比较论证了"对母亲隐私的保护重于真实父子关系的揭露"。

很多遗传学家会说谎或者蒙混过关，例如声称出现这种症状的孩子是新变异的结果，而不是跟父母坦白。与医生相反，一份美国患者的调查显示，四分之三的被调查者认为，医生应该告诉丈夫他不是孩子的父亲，至少在父亲直接问的情况下。大部分被调查者是女性。

医疗保密

被称为医学之父的希波克拉底于公元前460年左右出生在希腊的科斯岛。希波克拉底誓言是已知最早的医生职业守则。其中一些现在看来似乎过时了。我教的医学院学生不太可能如希波克拉底誓言要求的那样重视他们对我的义务了。

> 我将视教我这门技艺的人如同我的父母；我将与他分享生活，供他所需；我将视他的孩子如自己的兄弟，若他们要学这门技艺我将无条件教授给他们……

但是誓言中关于保密的部分与现实更相关：

> 我在工作或个人生活中可能接触到的任何不应该被揭露出来的内容，我将只保留给自己并对之绝对保密……

为了继续追踪保密范围的问题，我将做一个案例比较：考虑

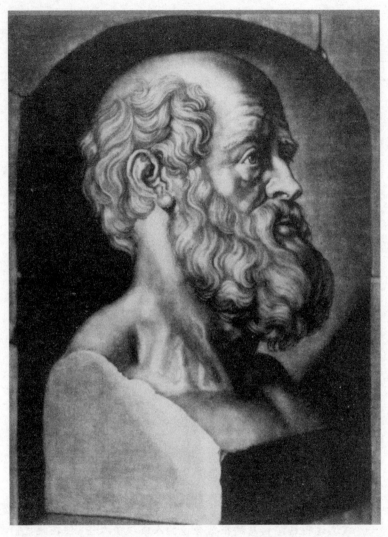

图23　希波克拉底，出生于公元前460年左右，以他的名字命名了希波克
拉底誓言。这是医疗保密的起源，但是在现代遗传学的时代又该如何诠释
它呢？

跟我刚刚讨论的案例有相似之处的如下一个案例，但是在这个案例中医生应如何做也许更加明显。

案例2: 由母亲来揭露父子关系

> ……健康怀孕和生产后，玛丽与她的全科医生进行了一次会面，这是她产后六周的一次例行会面。玛丽的丈夫彼得与她是同一个全科医生。在咨询中玛丽透露了彼得不是她孩子的父亲。

在这样一个案例中，显然医生不应该泄露玛丽的秘密。医生和其他专业人士在决定做什么时必须认真考虑职业守则。如果一个医生违背了职业守则，他得有非常好的理由。

综合医学委员会是英国医生的职业团体。它的指导方针里有以下陈述：

> 如果不公开私人信息将会使患者或其他人面临死亡或严重伤害的风险，那么未经本人同意的披露被认为是正当的。当第三方面临风险的严重性大于患者的隐私利益时，你应该征求患者的同意在适当的地方公布。如果不适当，你应该迅速将这些信息通报给合适的人或权威人士，但在此之前你应该通知患者。

在将这些守则应用到特殊场合时，我们必须先做些解释。在这个案例中，这些解释是相对直白的。对彼得保密不会使他"面临死亡或严重伤害的风险"，因此医生不应揭露玛丽的秘密。

比较案例1和案例2

如果案例2中的医生不应揭露秘密，这是遵循案例1中遗传学家应对父子关系问题保持沉默这一观点吗？

这两个案例有个重要的区别。案例1中，无父子关系是在约翰和莎拉都同意做的测试中发现的。案例2中，这个事实只是由玛丽揭露的。在案例1中，约翰和莎拉一起向遗传学家咨询一个他们共同关心的问题。父子关系的信息与他们一起会见遗传学家直接相关。只通知莎拉一人就没有尊重约翰获取信息的权利。

医疗保密的基础

上面的案例比较给我们留下了问题：案例1中的遗传学家应该怎么做？对于案例2的考量提供了遗传学家应该就父子关系对约翰保密的一些原因。但是案例2与案例1在一些重要方面的不同点足以使一切都不同。

或许我们能从回顾理论和探索医疗保密为何重要的根本原因中得到帮助。对这个问题有三个普适的答案：尊重患者的自主权，达成默契和取得最好的结果。

尊重隐私权

医学伦理学的一个重要准则是尊重患者的自主权。这个准则强调了患者掌控自己生活的权利。这个准则意味着总的来说，个人有权利决定谁能得知自己的私人信息，即隐私权。基于这个观点，向医生透露个人信息的患者有权决定知道这个信息的其他人。这就是医生不应该未经患者允许将信息透露给第三方的原因。

默　契

一些人认为医生和患者之间存在着潜在的契约。其中包含医生暗示保证不会透露患者的秘密。因此患者会理所当然地相信，他们见医生时所说的一切会被保密。基于这一观点，医生不应揭露秘密的理由是，如果他们这样做了就等于违背诺言。

最好的结果

伦理学的一个主要理论是，任何情况下正确的做法应该是能带来最好结果的那一种。基于这个观点，医生保守秘密是重要的，因为这样做会带来最好的结果。只有当医生严格保守秘密时患者才会信任他们。这种信任在患者向医生寻求和得到必要帮助时是至关重要的。

这些理论对我们回答下面这个问题有帮助吗：遗传学家应该告诉约翰他不是这个新生儿的父亲吗？

尊重自主权这个理论在应用到案例1时是暧昧不明的，取决于我们侧重于谁的自主权。侧重于约翰的自主权就要告诉他真相，侧重于莎拉的自主权就要保守秘密不让约翰知道（除非莎拉同意告诉约翰）。

默契理论同样存在问题。在正常的临床实践中，如案例2所示，很明显患者（玛丽）能预测到医生会尊重她的秘密。但是在案例1中潜在的"契约"就不那么明显了。约翰可能想当然地认为所有跟未来生育选择相关的信息都应该由他和妻子共享。

效果论者的考量当然给出了医生不应透露秘密的原因，因为对家庭可能造成有害的影响。这是大多数遗传学家选择不告诉约翰他不是莎拉孩子亲生父亲的主要原因。但是也不能断言对约翰保密的结果就比告诉他真相来得好。保护莎拉免遭自己行为的恶果是正确的吗？保密对这个家庭更好吗？这是效果论存在的一个主要实际问题：即使你认为效果论是正确的道德理论，通常我们也不可能足够确定地判断出不同行为引起的各种不同结果。

这样看来，回到保密的道德重要性依据的基本理论，不比案例比较更有用。我们仍然不确定医生是否应该告诉约翰他不是莎拉孩子的亲生父亲。我认为困难在于我们弄错了问题的重点。关键问题不是是否有足够的理由维护约翰的利益而透露莎拉的秘密。关键问题是新生儿不是约翰亲生的这一信息（与约翰现在的想法相反）属于约翰和属于莎拉的程度是否一样。它是谁的信息？让我们通过另一个案例来讨论这个问题。

它是谁的信息？案例3：秘密和姐妹

一个四岁大的男孩被医生诊断出患有杜兴肌营养不良

（DMD）……DMD是一种严重的、使人衰弱的进行性肌肉损耗病症，患儿到十岁出头就需要依赖轮椅行动，通常在二十几岁死亡。它是一种X连锁隐性病症，携带者往往为女性而受累的却只是……男性。男孩的母亲海伦是该变异的携带者。女性携带者并不显示症状，但是她们的儿子有1/2的概率遗传这种变异从而发病。

海伦有一个怀孕10周的妹妹珀涅罗珀。在珀涅罗珀将外甥在语言和发育上的延迟告诉她的产科医生后，医生推荐了一个遗传学小组以供咨询。她告诉他尽管她和姐姐关系并不亲密，也没有和姐姐讨论过，但她确实担心自己的怀孕是否会导致相同的状况。在珀涅罗珀和临床遗传学家（该人当时并不知道姐妹俩是同一诊所的病人）的讨论中，她明确表示如果胎儿会患上严重的遗传病，她将考虑终止怀孕。语言和发育延迟是很多疾病的表征，自身并不能说明需要进行DMD携带者测试。另外，因为DMD基因非常大，可能存在多种变异，在不知道是何种变异导致了外甥的症状的情况下进行测试，不太可能有结果。

在海伦与临床遗传学家的第二次会面中，海伦表示知道她妹妹怀孕了，并且认识到胎儿可能会受遗传病的影响。她还说她尚未和妹妹讨论过，部分由于她们相处得并不好，同时她怀疑如果妹妹发现最终胎儿会受影响，妹妹将终止怀孕。海伦强烈地感觉到这是错误的行为。她知道妹妹并不赞同她的观点，但是海伦说自己已经就这个问题考虑了很久,她决定要对她的测试结果和信息（关于她儿子的）保密。

（帕克和吕卡森,《柳叶刀》,2001年,第357卷）

我现在暂时把以下问题放到一边：如果珀涅罗珀的胎儿携带了致病基因,那么她是否应该终止怀孕。帕克和吕卡森提出了两种模式：个人账户模式和联合账户模式。

个人账户模式

个人账户模式是医疗保密的传统观点。基于这个观点,海伦的基因状况（作为杜兴肌营养不良基因的携带者）属于且只属于海伦一个人。尊重这种秘密是重要的。但是,如上文引用的综合医学委员会的指导方针所强调的,这种保密有局限已成为共识。但是这些局限是特例。基于这个观点,关键问题是如果信息不被公开,对珀涅罗珀可预见的伤害是否足够严重,从而可以证明揭露海伦的秘密是正当的。

联合账户模式

在联合账户模式中,基因信息就像一个联合银行账户,是多人共享的。海伦的要求不符合正常的保密范围,可以将其视作要求银行经理不要将联合账户的信息透露给该账户的其他持有者。基于这个观点,应该用一种完全不同的方式来看待遗传信息和大多数医学信息。它应该是由所有"账户持有者"（所有遗传上相关的家庭成员）共享的。也就是说,除非有很好的理由,否则不能隐瞒信息。

这两种模式在共享信息的证据责任方面持相反态度。按照传统个人账户模式，我们会问：对珀涅罗珀的伤害可以超过海伦的保密权利吗？按照联合账户模式，基因信息尽管是从海伦的血液和医疗记录中获得的，却属于整个家族。珀涅罗珀有权利知道这些信息，因为这对她了解自己的基因组成有着重要的意义。要证明因海伦的利益而不让珀涅罗珀得知DMD基因测试结果是正当的，需要很好的理由。

海伦不仅掌握了自己和儿子的一些信息，同时还掌握了珀涅罗珀和她未出生的孩子的一些信息。海伦知道珀涅罗珀的胎儿有很大可能会患上DMD，但是珀涅罗珀并不知道这些。这种信息的不对称对于珀涅罗珀并不公平。个人账户模式没有将这个事实考虑进去。

在北欧和北美，遗传信息常常挑战了医学伦理学讨论中做出的很多道德假设的个人主义本质。或许我们一直在讨论的案例在其他一些情况下引发了一个更深层次的医疗保密问题。我们在生物和社会的层次上都是彼此联系的。没有人能完全独立于世外。如下章所述，我们彼此间的联系不仅局限于近亲之间，而且是跨越整个世界的。

医学研究是新帝国主义?

> ……一段友善的、仁慈的、宽恕的、快乐的时间。这段时间是漫长的一年中我唯一知道的,男人和女人似乎一同自由敞开他们关闭的心扉,并认为地下的人其实是通向坟墓的下一班乘客,而不是其他旅程中的另一拨生物。
>
> (查尔斯·狄更斯,《圣诞颂歌》)

未来的医学是现在的研究。这就是为什么我们如何分配研究资源与我们如何分配卫生保健资源至少同等重要的原因。但是这不是伦理学讨论的重点问题。大多数有关医学研究的伦理学讨论针对的都是研究应如何被管理的问题。的确,医学研究在很多方面都受到了比医学实践更严格的管理。精读无以数计的医学研究守则后,这样的想法也是可以被原谅的:医学研究就像吸烟一样对身体有害;在自由社会,既然医学研究不能被完全禁止,那么为了将它可能带来的危害减到最低,严格的管理是必须的。

严格的管理有历史原因。1946年,一些纳粹医生进行的骇人听闻的实验导向了第一套国际上认同的人类医学研究的守则《纽伦堡法典》的产生。该法典包括十条准则,这些准则被医学专家纳入了《赫尔辛基宣言》，于1964年由世界医学协会第一次出版，最后一次再版是在2000年。《赫尔辛基宣言》有多个合法性不一的产物以医学研究守则的形式出现。这些守则着重于四个主要问题：尊重研究中潜在参与者的自主权、危害的风险、研究的价值和质量，以及正当性。

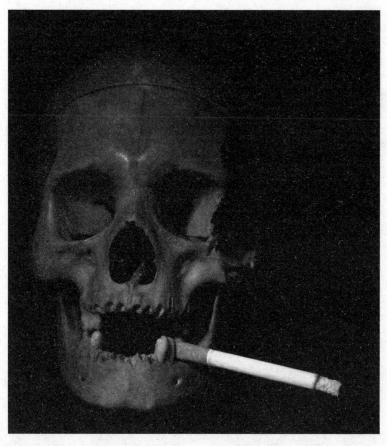

图24　阅读了大量守则后你可能会认为医学研究跟吸烟一样对身体有害

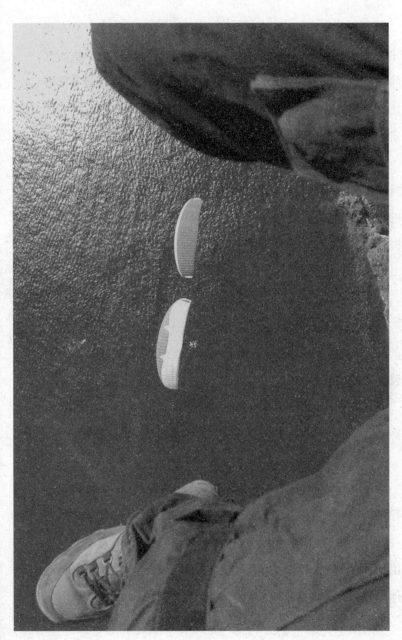

图 25　有行为能力的成人为了享受滑翔伞运动可以承担一定的风险，但是为帮助医学研究承担同样的风险是不被允许的。这难道不是对我们基本的自由权的侵害吗？

考虑到伤害风险，讨论就会很有趣了。守则认为参与者在研究中受到危害的风险应降到最低。即使参与者是完全理解研究风险和利益却仍然自愿参与的成年人，也是如此。尽管最小伤害的定义并不完全清楚，但通常参照在正常生活中厌恶风险的人所设定的标准。换句话说，守则有强烈的家长式作风。

为什么伤害风险在医学研究中比在生活中其他领域更应被谨慎地控制和限制？我们不会禁止滑雪橇、摩托车或悬挂式滑翔机的销售或购买，尽管这些物品会使购买者面临一定风险。为什么医学研究的控制与此不同？

双重标准

这是医学研究的管理强加了似乎与生活中其他领域格格不入的标准的唯一一个例子。另一个例子是关于提供给参加临床试验患者的信息量的。

对比下面两种情形：

临床病例

医生 A 在门诊部会见患者 B。B 患有抑郁症，需要抗抑郁药治疗。有几种略有不同的抗抑郁药供选择。医生 A 建议 B 服用一种特殊的抗抑郁药（药物 X），他对这种药最熟悉并且这种药也适用于 B。医生 A 告知了 B 药物 X 可能的好处及副作用。但是对其他能开处方的抗抑郁药却只字未提。

临床试验

临床试验是评估医学治疗价值的标准方法。假设目前治疗疾病D的标准方法是使用药物X。现在新药Y刚刚被开发出来。初步研究显示，Y可能对疾病D有治疗作用，而且可能优于X。确定哪种药更好的最佳方法是，给一些患者服用药物X，给另一些服用药物Y，然后比较哪一方效果更好。采用试验药物（Y）治疗的患者组被称为试验组。采用传统药物（X）治疗的患者组被称为对照组。两组患者（试验组和对照组）的背景大体相似是十分重要的。如果其中一组有特别严重的患者，试验结果将受到误导。保证两组间没有重大区别的最好方法是采用随机法（"扔硬币"）来把患者分配到每个组，并且采用尽量多的患者。最好的临床试验是大量随机化对照试验（RCTs）。如果某种治疗方法（治疗法Y），例如某种新药，是用于尚未有现行（传统）治疗方案的情况，那么对照组就服用安慰剂——一种模拟药。因此，如果Y是片剂形式的药物，安慰剂也是看起来像含有Y的药片，但是其实里面并不含有有效成分（Y）。这是非常重要的，因为在很多情况下，患者只要相信他们接受了有效治疗，病情就能在一定程度上得到改善。此外，事先知道患者是否接受有效治疗，会使医生在诊断患者是否好转时产生偏倚。因此，让患者和医生都不知道患者属于试验组还是对照组是非常重要的。

研究案例

一项随机化对照试验正在进行以用于比较两种抗抑郁药：药物X和药物Y。尽管医生A倾向于开药物X，但他并没有很好的证据说明他更倾向于X的理由。确立两种药物的相对有效性和副作用是非常重要的。医生A因此同意询问一些合适的患者是否愿意参加试验。医生A在门诊部会见B。B患有抑郁症，是试验的合适人选。为了遵守研究伦理学守则规定的标准，医生A必须获得B参加试验的有效同意书。他必须告知B试验的内容及目的。他也必须告知B有两种药物X和Y，并且开哪种药物将会是随机选择的。

在研究案例中，守则和研究伦理委员会（也被称为制度评估委员会）要求医生A告知B两种药物的信息和开处方时的选择方法。在临床病例中这种标准并不是必须遵守的。这种差别正当吗？如果正当，那么显然两者的标准不同。如果不正当，那么我们就在操作"双重标准"——标准是不同的并且这种差别并不正当。双重标准是不一致的一个例子。这告诉我们至少有一种标准需要被改变。

第三世界的医学研究

这是本章我想着重讲的第三个关于不同标准的例子。准确地说，这不是研究和日常生活之间的比较，也不是研究和医学实践之间的比较，而是富国研究和贫国研究之间的比较。

国际医学科学组织委员会在其1993年的守则中列出了以下

原则：

> 无论研究工作在何处开展，人类的研究伦理学意义在原则上是相同的：尊重个人尊严、尊重社会和保护人类的权利和福利。

《新英格兰医学杂志》的前编辑玛西娅·安吉尔写下了以下的话："世界上任何地方的人类应该被相同数目的伦理标准保护。"以下的研究打破了这个公平原则吗？安吉尔认为是的。

在贫国预防艾滋病病毒传播给婴儿

人类免疫缺损病毒（艾滋病病毒）会引发艾滋病。感染了艾滋病病毒的怀孕妇女可能将病毒传给她的孩子，这就是"垂直传播"。用齐多夫定（被称为ACTG 076疗法）治疗被感染的怀孕妇女会减少垂直传播的概率。疗法包括怀孕期间口服齐多夫定，分娩时静脉注射齐多夫定和进一步给新生儿服药。这种疗法花费昂贵，在贫国不可能普遍适用。一种更便宜但是更有效的疗法将可以潜在地预防贫国大量婴儿感染艾滋病病毒。如果没有更便宜的疗法，在贫国就没有可用于预防艾滋病病毒垂直传播的疗法。

1997年ACTG 076疗法在美国被定为标准疗法，因为它是唯一被证明有效的疗法。只包括口服齐多夫定的一种更便宜的疗法曾被认为是有效的。

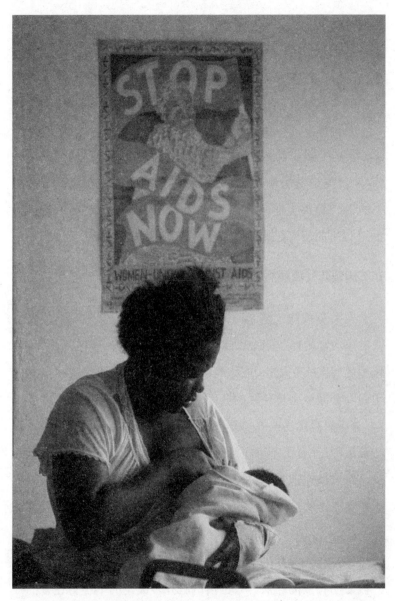

图26 控制国际医学研究的"伦理守则"会减缓贫国有效疗法发展的进程吗?

在贫国可能实施的两种试验设计在科学上是合理的。第一种是用安慰剂与较便宜的疗法作比较。第二种是用昂贵疗法（ACTG 076疗法）与较便宜的疗法作比较。第一种设计的目的在于回答：便宜的疗法比什么都不做（安慰剂）要好吗？第二种设计在于回答：便宜的疗法和贵的疗法一样有效吗？在这个例子中，在贫国引进昂贵疗法作为标准疗法是不现实的，因此关键问题是：便宜的疗法比什么都不做好吗？采用第一种（安慰剂）设计能更迅速地回答这个问题，牵涉更少的病人，也更便宜。这种设计已经由富国出资在贫国实践了几次。

大家普遍认为，治疗试验中的对照组应该接受标准治疗（与不参加试验的人相比，他们不应该由于参加试验而受到损害）。如果参与了一个在英国或美国的治疗试验，这个试验用于评估一种可能有效的降压新药，你将接受新药或者到目前为止最好的疗法。你服用的不会是安慰剂。给安慰剂将是不道德的，因为已经有有效的疗法了。

因此，援助国（美国）因为标准疗法在本国是昂贵的疗法（ACTG 076疗法）而采用比较便宜的用安慰剂做对照的疗法试验，是不道德的。因此基于平等原则，很多评论家认为在贫国开展用安慰剂做对照的研究是不道德的：这是双重标准。进一步说，这种研究违反了《赫尔辛基宣言》，此宣言中声明疗法研究中的对照组应接受目前最好的治疗。

但是这个观点也有强有力的反证。如果试验在富国进行，那么让病人接受安慰剂治疗就是错误的，因为在正常临床实践中他

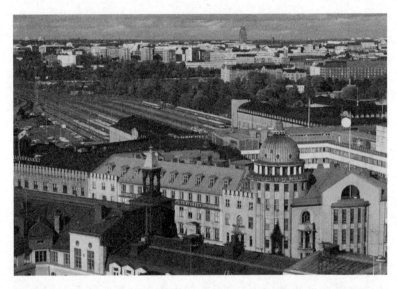

图27 赫尔辛基:《赫尔辛基宣言》为管理世界范围内的医学研究提供了核心伦理学原则

们可以接受有效治疗。此外,人们已经知道有效治疗比安慰剂要好。现在考虑一下贫国的情况。在正常临床实践中患者不会接受任何治疗。确实,许多感染了艾滋病病毒的怀孕妇女不会有卫生保健。《赫尔辛基宣言》中声明的原则(对照组应接受目前最好的治疗)语意不明。目前最好的治疗是指世界上最好的,还是开展研究的国家中最好的?那些相信在贫国用安慰剂做对照是不道德的人,认为负责任的伦理委员会不应该允许此类试验。但是没有试验,贫国就没有人能接受预防垂直传播的治疗。因此,在采用安慰剂做对照的试验中,没有人会接受更差的治疗,而一些人(接受新疗法的人)可能接受更好的治疗(尽管在试验结果出来之前我们不知道新疗法是否有效）。这与在富国开展安慰剂对照试验形成强烈对比，因为在那样的情况下，使用安慰剂的人与不参与试验的患者相比病情会恶化。简单地说，没有人会在贫国开展的安慰剂试验中受害，而一些人则会受益。

上述论证的结论是，总的来说，在贫国进行安慰剂对照试验对人民更有好处。因为这个试验对发展贫国能负担得起的预防垂直传播的疗法有利，贫国的人最终也能受惠。如果试验因为对于贫国人民不公平、不道德而被禁止，那么贫国人民的状况将会更糟。如果公平治疗意味着完全没有治疗，那么给我不公平的治疗吧。

反对的人也许会说，尽管有安慰剂对照试验比没有试验要好，但是使用昂贵疗法做对照更好。但是这会花费更多。谁来付钱？也许富国的人应该付更多的钱给贫国，但是这是否应强加给研究的资助者呢。同样，资助的钱用于向试验对照组提供昂贵的艾滋病病毒治疗是否最合适也未可知。多余的钱或许更适合用于其他地方——比如更有益于贫国人民健康的地方。

总的来说，安慰剂研究不是不道德的——没有人从中受害，而有一些人从中受益。如果不开展研究，贫国人民的状况将会更糟。上文提到的《赫尔辛基宣言》中陈述的原则应被理解为，对照组应接受在开展研究的社会中最好的治疗，而不是世界上最好的治疗。关于贫国人民低水平的卫生保健有一个道德问题——这是公正的主要问题。但是这个问题需要政府和工业来解决。这种潜藏在深处的根本性的不公平不应该被用于阻碍总体上能使贫国人民受益的研究。

我提出了两种相反的观点：

1. 在贫国的临床试验中用安慰剂做对照是不道德的，因为这样做在富国被认为是不道德的，伦理委员会不应该允许这样的试验发生。

2. 尽管不理想，用安慰剂做对照不是不道德的，伦理委员会允许这样的试验是正确的。

持有第一种观点的人似乎是天使的化身，他们大胆地声称身在富国的我们不应该以不同的方式对待贫国的人民。第二种观点以理性论证的尖刀割开了我们的仁慈心，告诉我们那是被误导的。当理性论证与仁慈本性相违背时，我们应该怎么做呢？答案肯定是：重新检查我们的本性和论证。为什么第一种观点是天使的观点？因为我们感觉这样对待比我们条件差的人就如同我们会受到同样对待。如果按照第二种观点行动，我们会感觉像在剥削穷人。但是对第一种观点的批判似乎是合理的：如果严格在贫国设定与富国同样的标准，我们作的决定（停止研究）将会剥夺的正是我们想要公平对待的那些人的利益。

走出这个僵局的关键是词组"剥削穷人"。人们能从某些东西中获益但仍然被剥削。想一想在南美被跨国公司雇佣的低工资的咖啡豆采摘工人，没有这种雇佣关系，他们的情况会更糟。但是如果公司获得了很多的利润，他们就是在剥削采摘工人。利益应该被公平地分享：这是"公平交易"的定义。我们考虑过的这两种相反观点都太狭隘了。

第一种观点在强调公平问题上是正确的，这与剥削直接相关。但是它错在盲目地运用了一个能有多重解释的原则（对照组应接受最好的治疗）。第二种观点在显示运用原则不符合贫国人民的最大利益上是正确的，但是只考虑了两种可能性。我们需要一个更广泛的观点，该观点的起点在于伦理关切是贫国和富国在财富和卫生保健方面的巨大差距。

对于跨国医学研究而言，这一观点的意义包括：（a）研究的开展应为贫国人民提供合理利益，穷人和富人之间的利益须进行合理分配；（b）为了正确评估贫国的利益怎样能最大化，必须现实地看待什么应在贫国坚持下去；（c）研究者不仅应对贫国参与试验的人负责，也应对更广泛的人群负责。因此公共健康的视角是必须具备的。只注意到研究参与者的最大利益而忽略整个人群，是过分个人主义的。

亨利·福特说过一句著名的话："历史就像是铺位。"也有人说过（尽管不知道是谁说的）："那些对历史一无所知的人正是被谴责重蹈历史的人。"当前的国际医学研究管理在过去纳粹的阴影下扭曲地发展着。该管理纠结于一个主要问题：保护研究参与者不被滥用。尽管这很重要，但是解决以下这个建设性问题的伦理意义却丧失了：如何把医学研究的好处最大化？在贫国的研究中，现在这个建设性的问题更迫切地需要得到解决。

班纳塔和辛格写道：

因此有必要超越过去的起反作用的研究伦理学。新的、积极的研究伦理学必然将面临最大的伦理挑战——全球健康的极度不平衡。

确实如此。

家庭医学遭遇上议院

　　人类从弯曲的木材中被创造出来，这样的木材造不出任何完全直的东西。

　　　　　　　　　　　　　　　　　　　（伊曼努尔·康德）

　　如我们所见，医学伦理学处理的是一些关于生死的大问题。它面临自然和人为的特殊情况：连体婴、疯癫、辅助性生殖、克隆。如果你对医学伦理学的理解都是基于报纸头条的案例，你可能会认为这只是一门怪诞的学科。

　　在日常医学实践中，即使平常如治疗血压升高，医生对此也要做出伦理价值的判断。例如血压升到多少，患者才应接受治疗？普遍的观点可能认为，对于轻度高血压的治疗会防止很多人中风。对个人而言，降低一点点中风风险与治疗的副作用相比，根本就算不上什么。哪些因素应该影响高血压疗法的选择？医生应该透露多少可能的副作用？会否有这样的危险：如果提到一些可能的副作用如疲乏，患者会宁愿忍受这些副作用？医生应该接受主要降血压药物厂家的免费晚餐吗？这会不正当地影响他开的处方吗？

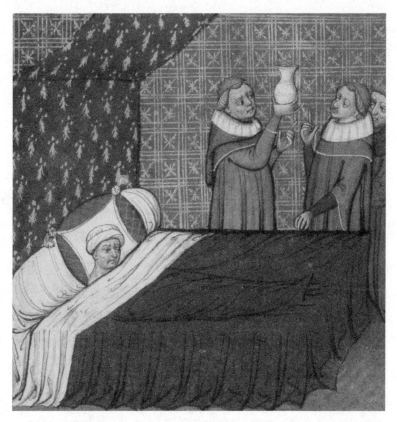

图28　伦理学问题来源于日常医学实践

　　在这最后一章中，我想讨论一下多数家庭医生不得不面临的两种情况。道德问题并不源于任何现代技术，而是源于一个对健康专家来说再熟悉不过的问题：家庭成员之间很少享受到简单的、轻松的、持续快乐的关系。20世纪50年代以来的广告也许会让你期望这种关系。

　　16世纪的散文家蒙田，一个写男性阳痿如同写教育孩子一样自如的男人,在他书房的木梁上刻有57条格言。其中包括泰伦斯的一条大胆陈述,该陈述或许应该被刻在医生的听诊器上:"人性的东西我都不陌生。"尽管很难实现,但是对那些工作目的是帮助人们渡过难关的医生来说是有价值的鼓励。对人性弱点的容忍(也许甚至是偏爱——康德的"人性曲木说")对健康专家来说是重要的美德。

> 人生就像是一匹用善恶的丝线交错织成的布;我们的善行必须受我们的过失的鞭挞,才不会过分趾高气扬;我们的罪恶又赖我们的善行把它们掩盖,才不会完全绝望。
>
> (莎士比亚,《终成眷属》,第四幕第三场,68—71行)

当家庭医生面临以下情形时应如何做呢?

案例:痴呆

C先生是一位患有痴呆和慢性肺病(慢性梗塞肺病)的70岁老人,他在家由72岁的老妻照顾。由于经常性的胸腔感染,他需要抗生素治疗;由于肺部疾病,他在家需要输氧。最近一次胸腔感染用抗生素药片没有起到很好的效果,他的整体状况在恶化。他吃不下东西,喝得也很少。在医院的治疗下,包括静脉注射抗生素和物理疗法,他有可能从这次感染中恢复过来,尽管以后还会发生类似的感染。因为他不善于适应变化的环境,所以以往住院的经历使他痛苦不堪。然而他的妻子认为他应该住院以接受最充分的治疗。

假设你是医生，你认为C先生留在家里治疗更符合他的最大利益，而且也更舒服。他有可能很快会在家里死亡，但是不管怎样，几个月后他总会死亡。由于痴呆，他现在的生活比以往要乏味得多。以他这种状况，再多活几个月并不值得，特别是考虑到入院将会给他带来的痛苦。

你认为对他来说留在家里最好，他的妻子想要他住院。你会怎么选择？

在这种情形下，有几种通常的变化。

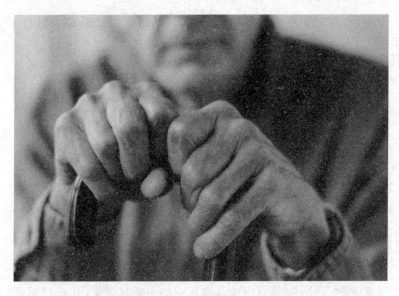

图29 在家里还是医院？谁来决定？怎样决定？

变化1

C先生的妻子同意你的观点,认为让C先生留在家里最好,但是跟他们住得很近的女儿则坚持父亲应该去医院以尽量争取从这一阶段的感染中恢复过来。C先生看起来部分被女儿说服了,或者说有点被胁迫的意思。

变化2

你是医生,你认为如果C先生去了医院,他将会恢复到通常的健康水平并再活上一年或更久。你认为他的生活虽然由于痴呆而受限制,然而仍是快乐的。这部分是由于他的妻子将他照顾得非常好。你认为去医院最符合他的最大利益,但是他的妻子说不想他从家里搬走。她想要看护他,即使他不久将要死亡。或许这也是他想要的。

在这两种情形下,你应该如何判断怎么做是正确的呢?在本书中,我已经强调了理性分析。这种方式要求首先判断出哪些问题是重要的。例如,此案例及其变化中提出的一些问题如下:

1. C先生自己是否能形成并表达观点。这主要取决于痴呆造成的损害程度。

2. 如果C先生目前不能形成观点,是否有可能对其在这种情形下的需求做出判断?

3. C先生的最大利益是什么?如果C先生自身能做决定,那么他关于什么是自己最大利益的看法应该取胜,但是如果他不能为自己做决定，医生就必须提出怎样做最符合C先生的最大利益。这也许是一个难题。是否有这种危险：医生相信由于痴呆，C先生目前的生活不值得再过下去，因此舒适地留在家里对他更好？或者危险是相反的：医生认为治疗感染使C先生活下去是必要的。健康人要如何判断痴呆患者的感觉呢？

4. 医生是应该将C夫人的最大利益也考虑进去，还是应该只着眼于患者的最大利益？

5. 因为C夫人是近亲，她是否有权利决定应该对C先生做什么呢？

6. 在家庭内部有不同意见的案例中（例如C夫人和她女儿意见不同），医生是否应该偏重于一个人的意见，例如C夫人的意见？在什么样的情况下或基于何种理由可以这样做呢？

以上列出的问题只是分析的开始。之后问题将上升到如何平衡不同方面，但是从这样的分析开始有着绝好的意义。

另一种分析方法是谈判。很多临床医生不是先开始分析而是先开始讨论。这些医生会先开始问C夫人为什么她认为C先生应该住院。对这些医生来说，重要的是了解所有关系者的需要、愿望和观点，避免冲突，力求达成一致决定；当然这不可能总能实现，但是如果有技巧和耐心，这种方法经常能奏效。换句话说，这种方法牵涉到主要人物之间的谈判。这是一种我们在日常生活中所熟悉的方式，就像很多家庭决定在星期日下午做什么一样。

运用分析和谈判来作决定的区别并不是绝对的。两者都需要分析和讨论。但是它们是不同的。谈判给医学伦理学引入了一种我在本书其他部分尚未谈到的观点。让我自嘲一下,本书的大部分内容将医学伦理学视为通过推理研究出正确行为的课题。推理过程会很复杂,其中涉及多种方法。不同的问题需要不同的工具。但是此观点从本质上将医学伦理学视为一项个人主义事业:由个体来决定该做的正确的事情。谈判方法认为医学伦理学——实际上对一般伦理学也适用——本质上为人与人之间交流的过程。

当患者尚未成年时,健康专家与患者家庭接触的方式更加复杂。现在我将考虑另一种家庭医生熟悉的情形:15岁怀孕少女的案例。

案例: 15岁怀孕少女

一个15岁少女在学校朋友的陪同下胆怯地来咨询她的家庭医生,她觉得自己怀孕了。检查显示确实如此:怀孕大约10周。她想要流产,并且坚决不想让父母知道。

家庭医生当然应该跟她交谈,尽管有一个直接问题:她朋友是否应该在场。有了支持和善意的关怀,怀孕少女也许会同意其父母参与讨论。即使这样,医生也会面临伦理难题,例如有关流产本身的大量问题。假设该医生对流产有强烈的道德抵制,但在他工作的国家,这种情形下的流产是合法的。如果少女及其父母都要求他推荐妇科医生做流产手术,医生该怎么办? 如果要试着说服家庭成员改变主意,他应该要有多少说服力?或者只是基于他的道德责任将问题告诉他们让他们自己决定?

因此,在此案例背后潜藏的复杂问题包括流产的伦理问题和当医生面临专业职责和个人伦理观的冲突时应该怎么去做。

但是这两个问题都不是我想强调的。我想关注的是在父母不知道的情况下,医生是否应该介绍少女做流产手术。女孩有保密的权利吗?父母有权知道吗?

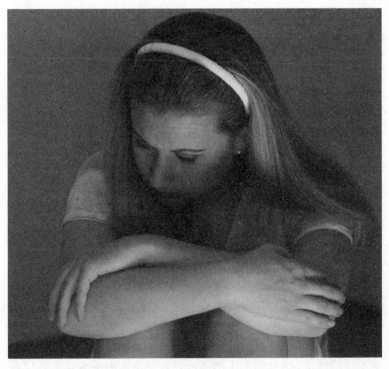

图30 一个15岁少女怀孕了,但是不想让她父母知道。医生应该替她保密还是告诉她父母?(图为模特)

修昔底德的《伯罗奔尼撒战争史》写于公元前5世纪，对那些喜欢实践推理的人来说，这是一本珍贵的收藏品。在对邻国发动战争前，雅典城民需要能站得住脚的论证——这与现代吵闹的民主政治多么不同。每一方都有时间论辩而不被打断。在高级法庭的法律判决中，我们仍然能看到这种标准的伦理推理的口头传统。

对于16岁以下的孩子，父母的权利和医学同意书是英国法律判决的核心：吉利克案例。

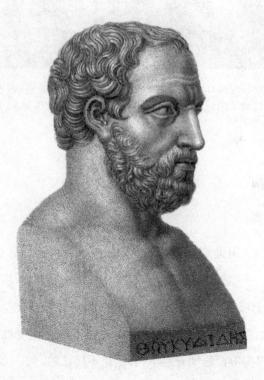

图31a　修昔底德的胸像

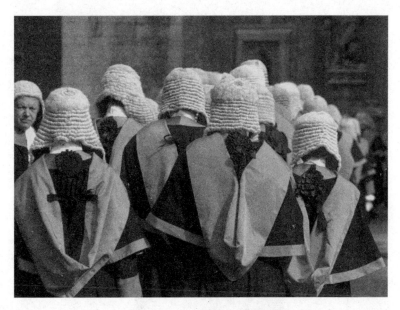

图31b 伦理推理的口头传统在写于2500年前的修昔底德的《伯罗奔尼撒战争史》中得到了绝妙的展示；这一传统至今还很好地保留着，现在还能在英国上议院中找到

吉利克案例

事 实

在英国，20世纪80年代初负责国家医疗保健服务（NHS）的政府部门——卫生和社会安全部（DHSS）——向医生发表了关于家庭计划服务的书面建议。这个建议包括两条陈述。

（a）如果医生为了保护一个16岁以下少女免受性行为的有害影响而给她开避孕药，这是不违法的。

（b）正常情况下，医生只能在父母的同意下给16岁以下的少女开避孕药，并且应该劝说少女让她的父母知道。然而，在例外情况下，如果医生的临床判断认为开避孕药处方是必要的，可以在不经咨询父母或得到他们同意的情况下开药。

平民维多利亚·吉利克夫人曾寻求这样的保证：当她的女儿们在16岁以下未经她知情并同意时不能被给予避孕药。NHS的相关权威人士拒绝给予这样的保证，声明问题部分在于医生的临床判断。吉利克夫人因此以未经父母同意允许医生向16岁以下少女提供避孕药的建议是违法的为由，对DHSS采取了法律行动。

案件最终在英国最高法庭（相当于美国最高法院）——上议院开审。五位法官听审了案子。法官们没有达成一致意见。最终决定采取少数服从多数的办法。每一位法官递交他的判决，给出他的决定及其理由。法官们回答的是何谓正确的合法立场，而不是这个问题：什么是伦理上正当的？尽管如此，该判决仍是极好的伦理学推理案例。

判　决

布兰顿勋爵

布兰顿勋爵站在吉利克夫人这边。事实上他走得更远。他总结，即使在父母知情并同意的情况下，给16岁以下少女开避孕药也是违法的。他的论证概括如下：

1. 法律事实是，一个男人与一个16岁以下少女发生性行为，即使是在该少女的同意下,这也是违法的(依据英国法规)。

2. 鼓励或协助犯罪也是犯罪行为。

3. 给少女开避孕药或给予避孕建议涉及鼓励少女与男人发生性行为。这等同于鼓励犯罪。

4. 一些人也许会争辩说,有些少女不管是否有避孕药都会发生性行为,在这种情况下开避孕药并不是鼓励性行为。但这是错误的,原因有两条。第一,少女寻求避孕药说明她知道不必要怀孕的风险并且潜意识里因此而不想有性行为。因此,布兰顿争辩说,如果给予避孕药,她和她的伴侣会更容易"纵容他们的欲望"。第二,如果法律允许16岁以下少女在使父母和医生确信不论怎样她都会发生(违法)性行为的情况下取得避孕药,那么她会勒索或威胁父母和医生以实现自己的目的。布兰顿写道:"法律对于这样的威胁的唯一答案应该是'等到16岁'。"

坦波曼勋爵

坦波曼勋爵也支持吉利克,尽管他持有的观点与布兰顿勋爵不同。他认为,如果医生和父母都认为16岁以下少女持有避孕药符合她的最大利益,那么这就不一定是违法的。他相信当一个少女不能被阻止发生违法性行为的时候,提供避孕药是为了帮助避免不必要的怀孕而不是鼓励或协助违法行为。

但是他认为,在没有父母的同意下,医生不具备提供避孕药的临床辨别力。他的观点有四个论据。

1. 16岁以下少女不能保证会避孕。他写道："我怀疑16岁以下少女是否能就……性行为给出合理的判断。"他给出法律方面的理由来支持此观点。他论辩说，既然男人即使在16岁以下少女的同意下与其发生性行为都是违法的，法律必须认为这样的避孕保证是无效的。

2. 没有来自父母的信息，医生永远不能正确地判断提供避孕药是否符合少女的最大利益。

3. 父母的职责之一是通过劝导、利用家长的权威或者向相关男人施压来保护其子女免于违法性行为。如果医生没有通知父母就提供避孕药，那么他在干扰父母实施职责的能力。

4. 父母由于身为父母有权知道。

……最了解少女和最能影响少女的父母有资格实施控制、监督、指导和建议的家长权利，以便在可能的情况下，使少女在年龄更大之前避免性行为。

对医生来说，为少女保密"将会构成对父母做决定的权利"以及"通过控制、指导和建议影响少女行为的家长权利构成违法干涉"。

"对一个16岁以下少女来说有很多事要练习，"他说，"但是性并不是其中之一。"我想他可能指的是钢琴练习。

两位法官偏向吉利克了，还剩三位。

弗雷泽勋爵

弗雷泽勋爵不同意前面两位法官和吉利克的观点，倾向于DHSS的观点。他分离出了争论的三个方面。

1. 16岁以下少女是否具有有效同意避孕建议及治疗的法定能力。

2. 未经父母同意向16岁以下少女提供这样的建议和治疗是否侵犯了父母的权利。

3. 未经父母同意向16岁以下少女提供这样的建议和治疗的医生是否要承担刑事责任。

他逐一考虑了这些问题。在是否有法定能力提供有效同意的问题上，弗雷泽勋爵考虑了大量的立法条律，总结出没人提供过合法依据来证明16岁以下公民缺乏签署医学治疗同意书的能力，包括避孕药治疗。从坦波曼勋爵的论证中，他得出了相反的结论。他争辩说，"16岁以下少女能充分有效地同意性行为，使得与其发生性行为的男性并不构成强奸罪"（尽管他还是犯了轻一点的罪）。

弗雷泽勋爵争辩说，父母控制孩子的权利的合法基础在于

为了孩子的利益，并且这些权利只在它们使父母尽到了对孩子的责任时才是正当的……实际上父母对孩子的控制程度因为孩子的理解力和智力而存在着相当大的差异，在我看来，法庭不承认这些事实是非常不现实的。社会习惯改变了，尤其当这种改变至关重要时，法律也应该随之改变，事实

上法律确实也变化了。

在考虑了以上多种判决后,弗雷泽勋爵继续写道:

> 一旦父母相对未成年孩子的绝对权威被禁止,上述问题的解决不能再依赖于特定年龄段绝对的父母权利的实现。解决方法依赖于对什么是特定孩子最大福利的判断。没有人怀疑,当然我也不怀疑,在大多数案例中,能对孩子最大福利做出判断的是他们的父母。我也不怀疑任何16岁以下孩子的重要医疗应该有其父母同意才能实施。但是……吉利克夫人……必须证明父母绝对否决权的正当性。但是在某些情况下相对于父母来说,医生对女孩福利的医学建议和治疗有更好的判断。众所周知,男孩和女孩经常不愿向父母倾诉有关性的问题……可能会有这样的案例……医生觉得……这个少女[16岁以下]没有禁欲的现实可能。如果是那样的情况,强烈希望在这些案例中医生有资格在必要时不经父母同意甚至知情,向少女提供避孕建议及治疗以保障她的最大利益。

他反驳了布兰顿勋爵所谓的向16岁以下少女提供避孕药或避孕建议的医生因为协助和教唆违法性行为而违反了《性侵犯法案》(1956)的观点。

这取决于医生的意图；涉案医生试图诚实地做符合女孩最大利益的事，而我认为提供避孕建议或治疗的医生不可能抱着犯罪的目的……

斯卡曼勋爵

在16岁以下孩子的能力问题上，斯卡曼勋爵比弗雷泽勋爵考虑得更为具体：

我持有这样的观点：根据法律，父母有权决定未满16岁的孩子是否可以接受医学治疗，在孩子取得足够的理解力和智力能完全明白他们所面临的情况的时候，父母的该项权利即告终止。

他总结说，遵循DHSS的指导不会使医生侵犯到父母的任何权利。

斯卡曼同意弗雷泽的观点。还剩一个观点了。

布里奇勋爵

布里奇勋爵提出了一个其他法官没有直接涉及的问题。他考虑了在存在伦理和社会问题的案例中（正如在审理的这个案件），法律判决的角色。他写道：

如果政府部门……公布……在法律中错误的建议，那么法庭……拥有改正法律错误的权利……在法律主张与社会和伦理争论混杂在一起的案例中，在我看来，法庭应当尽量克制地实施它的权力，仅限于决定法律主张是不是错误的并避免……在社会和伦理争论中表达权威观点，因为在此领域中它没有权利作权威评判……

给了上述警告后，他与布兰顿勋爵持相反意见并同意弗雷泽和斯卡曼勋爵的意见。

DHSS赢了，吉利克输了：三比二。

译名对照表

New Orleans Medical and Surgical Journal《新奥尔良医学和外科杂志》

NHS (National Health Service) 国家医疗保健服务

No-True Scotsman Move (fallacy) 非真正苏格兰人的举动（谬误）

non-identity problem 非同一性问题

non-maleficence principle 不伤害原则

non-voluntary active euthanasia 非自主安乐死

Nuremberg Code《纽伦堡法典》

O

organ donations 器官捐献

organ transplantation 器官移植

P

pain relief 疼痛缓解

Parfit, Derek 德里克·帕菲特

Parker, M. and Lucassen, A. M. 帕克和 A. 吕卡森

passive euthanasia 被动安乐死

paternity 父子关系

Peel, Sir Robert 罗伯特·皮尔爵士

personal account model 个人账户模式

physician-assisted suicide 医师协助自杀

placebos 安慰剂

Plato 柏拉图

Playing God, argument from 扮演上帝的论证

"playing the Nazi card" 打纳粹牌

pluralism 多元论

post-menopausal IVF treatment 绝经后的体外受精

potassium chloride 氯化钾

potential children 潜在的孩子

preimplantation genetic testing 胚胎植入前的基因测试

premature death risks 过早死亡风险

preventative detention 预防性拘禁

prison sentences 监禁

privacy rights 隐私权

Proust, Marcel 马塞尔·普鲁斯特

psychiatric hospitals 精神病院

Q

quality of life 生活质量

R

rational analysis 理性分析

Rawls, John 约翰·罗尔斯

RCTs (randomized controlled trials) 随机化对照试验

recessive gene disorders 隐性基因紊乱

reflective equilibrium 反思平衡

regulation for medical research 医学研究管理

religious beliefs 宗教信仰

renal dialysis 肾透析

reproductive choice 生殖选择

rescue operations 营救

respiration 呼吸

retributive justice 惩罚性公正

risk of harm 伤害的风险

risk of premature death 过早死亡率

rule of rescue 施救准则

S

Scarman, Lord 斯卡曼勋爵

schizophrenia 精神分裂症

screening tests 筛查

Sexual Offences Act (1956)《性侵犯法案》(1956)

Shakespeare, William 威廉·莎士比亚

slippery slope argument 滑坡论证

Smith, Zadie 扎迪·史密斯

Socrates 苏格拉底

sorites paradoxes 连锁推理悖论

statins 他汀类

statistical intervention 统计学上的干预措施

strokes 中风

syllogisms 三段论

T

Templeman, Lord 坦波曼勋爵

Ten-Leaky-Buckets Tactic (fallacy) 十漏桶策略(谬误)

Terence 泰伦斯

Third World, medical research in 第三世界的医学研究

thought experiments 思维实验

Thucydides 修昔底德

Tolstoy, Leo 列夫·托尔斯泰

top-down reasoning "自上而下的"推理形式

U

US Diagnostic and Statistical Manual of Mental Disorders《美国精神疾病诊断和统计手册》

utilitarianism 功利主义

V

valid syllogisms 有效的三段论

value of life 生活价值

voluntary active euthanasia 自主的安乐死

W

welfare maximization 利益最大化

World Medical Association 世界医学协会

Z

zidovudine 齐多夫定

参考文献

Chapter 1

Ice-cream stall owner, in M. Pryce *Aberystwyth Mon Amour* (Bloomsbury: London, 2001)

See W. H. Auden's poem: Musée des Beaux Arts. Faber and Faber, 1979

Isaiah Berlin, *The Hedgehog and the Fox* (Weidenfeld & Nicolson, 1953)

As written by Zadie Smith in the *Guardian* (London) review (1 Nov. 2003), p. 6

Chapter 2

Thucydides, *History of the Peloponnesian War*, tr. R. Warner, (Penguin: London, 1954)

Warburton N, *Thinking from A to Z*, 2nd edn. (Routledge, 1996)

Colin Spencer, *Heretic's Feast: A History of Vegetarianism* (University Press of New England, 1996)

J. Rachels, 'Active and Passive Euthanasia', *New England Journal of Medicine*, 292 (1975), 78–80; reprinted in P. Singer (ed.), *Applied Ethics* (Oxford University Press, 1986) – for the cases of Smith and Jones

J. Glover, *Causing Death and Saving Lives* (Penguin, 1977), p. 93 – for the cases of Robinson and Davies (originally from an article by P. Foot)

For a detailed account of the Cox case, see I. Kennedy and A. Grubb, *Medical Law*, 3rd edn. (Butterworths, 2000)

Chapter 3

J. S. Mill on Bentham in *London and Westminster Review*, 1838;
   reprinted in *Dissertations and Discussions I*, 1859

Tony Bullimore's account of his rescue is given in *Saved* (Time Warner
   Books, 1997). Calculating the cost of the rescue is not at all
   straightforward, as Bullimore himself discusses (p. 293). One could
   put a price on all the person-hours, the airplane, and ship usage. This
   would probably come to several million pounds. Alternatively you
   might argue that all the personnel would have been paid anyway – so
   the only extra cost was the wear and tear on the planes and ships. Or
   you could say that the rescue was useful training and cost-free. In
   many situations the cost estimation of health care interventions are
   similarly open to enormous variation depending on what is included
   in the calculation.

Chapter 4

Laurence Sterne, *The Life and Opinions of Tristram Shandy,
   Gentleman* (1760; Everyman Library), chs. 2 and 1

The Human Fertilisation and Embryology Act, section 13(5)

I. Kennedy and A. Grubb, *Medical Law* (3rd edn. Butterworths, 2000),
   pp. 1272–1273

Montesquieu said that 'Men should be mourned at their birth, and not
   at their death' (Il faut pleurer les hommes a leur naissance, et non pas
   a leur mort)

D. Parfit, *Reasons and Persons* (Oxford University Press, 1984),
   ch. 16

Chapter 5

J. L. Borges, 'The Art of Verbal Abuse', tr. S. J. Levine, *The Total Library*
   ed. by E. Weinberger (Viking: London and New York, 1999)

J. Rawls, *A Theory of Justice* (Oxford University Press, 1972)

Flew, *An Introduction to Western Philosophy* (Thames and Hudson,
   1989)

R. Gillon, *Philosophical Medical Ethics* (Wiley & Son, 1986)

G. Priest, *Logic: A Very Short Introduction* (Oxford University Press,
   2000)

Chapter 6

N. Gogol 'Diary of a Madman', 1835 tr. C. English *Plays and Petersburg Tales* (Oxford University Press, 1995)

The discussion on protecting society from dangerous people owes a great deal to Harriet Mather who developed many of these ideas in the course of her studies as a medical student.

L. Reznek, *The Nature of Disease* (Routledge & Kegan Paul, 1987)

B v Croydon District Health Authority (1994) 22 BMLR 13

Chapter 7

M. Montaigne, 'On the Resemblance of Children to their Fathers', *The Complete Essays* tr. M. A. Screech (Allen Lane, The Penguin Press, 1991)

M. Parker and A. Lucassen, *Lancet*, 357 (2001), 1033–1035, for the cases concerning paternity

President's Commission on the Ethical Issues of Genetic Testing *Am Med News* 26 (1983) p. 25

Institute of Medicine, Committee on Assessing Genetic Risks, Assessing Genetic Risks (National Academy Press, 1994), p. 276

D. C. Wertz, J. C. Fletcher, and J. J. Mulvihill, 'Medical Geneticists Confront Ethical Dilemmas: Cross-Cultural Comparisons among 18 Nations', *American Journal of Human Genetics*, 46 (1990), 1200–1213

General Medical Council 2000 Confidentiality: Protecting and Providing Information www.gmc-uk.org

M. Parker and A. Lucassen, 'Genetic Information: A Joint Account?', *BMJ* (in press)

Chapter 8

C. Dickens *A Christmas Carol*, 1843

T. Hope and J. McMillan, 'Challenge Studies of Human Volunteers: Ethical Issues', *Journal of Medical Ethics 30* (2004) p. 110–116, for standard of 'minimal harm'

I. Chalmers and R. I. Lindley, 'Double Standards on Informed Consent to Treatment', in L. Doyal and J. S. Tobias (eds.), *Informed Consent in Medical Research* (BMJ Books, 2001), pp. 266–276

Council for International Organizations of Medical Sciences (CIOMS)
in collaboration with the World Health Organization (WHO) Geneva,
*International Ethical Guidelines for Biomedical Research Involving
Human Subjects* (1993)
The 1993 guidelines were superseded by revised guidelines in 2002
(www.cioms.ch/frame_guidelines_nov_2002.htm). The revision was,
in part, in response to the controversy following the study considered
in the second part of this chapter. The members of the group who
wrote the revised guidelines were unable to agree over the issues
discussed. It is interesting to read the varying opinions (see website
above)

M. Angell, 'Ethical Imperialism? Ethics in International Collaborative
Clinical Research', *New England Journal of Medicine*, 319 (1988),
1081–1083

P. Lurie and S. M. Wolf, 'Unethical Trials of Interventions to Reduce
Perinatal Transmission of the Human Immunodeficiency Virus in
Developing Countries', *New England Journal of Medicine*, 337 (1997),
853–856

A good way of following the debate on trials in poor countries is to start
with the following article that is available on the BMJ website through
searching the archive (http://bmj.bmjjournals.com/) Many of the key
articles are available free online and can be accessed from the reference
list at the end of the following article: Solomon R. Benatar and Peter A.
Singer, 'A New Look at International Research Ethics', *BMJ* 321
(Sept. 2000), 824–826.

For an excellent discussion of exploitation see A. Wertheimer,
Exploitation (Princeton University Press, 1996).

Chapter 9

I. Kant, 'Idee zu einer allgemeinen Geschichte in weltbürgerlicher
Absicht', tr. I. Berlin, in *The Crooked Timber of Humanity*
(Fontana Press, 1991)

扩展阅读

I hope that this 'taster' of medical ethics has whetted your appetite for the subject. I have provided further reading for specific topics in each chapter below. First I will recommend more general books and journals.

The methods of medical ethics are of course those of ethics more generally; it is the subject matter that is specific. Having said that, medical ethics is one area of practical ethics that has been particularly innovative in its methodologies. A developing area is the use of empirical methods in medical ethics: collecting data about the real world using, principally, methods borrowed from the social sciences. Empirical research and philosophical analysis can be closely integrated to enrich both. A good book that discusses the use of different methods is: J. Sugarman and D. Sulmasy (eds.), *Methods in Medical Ethics* (Georgetown University Press, 2001).

If you want to delve into general ethical theories and approaches then a good collection of essays on a wide variety of ethical theories is: P. Singer, *A Companion to Ethics* (Blackwell Reference, 1991).

W. Kymlica, *Contemporary Political Philosophy: An Introduction* (Oxford University Press, 1990) summarizes six types of political philosophy: utilitarianism; liberal equality; libertarianism; marxism; communitarianism; and feminism. Although the summaries are short, the level of analysis is philosophically sophisticated.

There are several good encyclopedias of ethics that provide good introductions to a particular topic with good reference lists. Examples are:

R. F. Chadwick (ed.), *Encyclopedia of Applied Ethics*, 4 vols. (Academic Press, 1998)

L. C. Becker (ed.), *Encyclopedia of Ethics* (Garland, 1992)

P. Edwards (ed.), *The Encyclopedia of Philosophy* (Macmillan and Free Press, 1972)

Two contrasting types of ethical theory are worth exploring: duty-based theories and utilitarianism. Three chapters in Singer (ed.), *A Companion to Ethics* (see above), provide clear and fairly detailed accounts of various duty-based approaches to ethics: 'Kantian Ethics' by Onora O'Neill (pp. 175–185), 'Contemporary Deontology' by Nancy Davis (pp. 205–218), 'An Ethic of Prima Facie Duties' by Jonathan Dancy (pp. 219–229). For a short but rigorous account of Kant's moral theory see R. Walker, *Kant and the Moral Law* (Phoenix Orion Publishing Group, 1998), pp. 39–42. The most accessible of Kant's own writings on ethics is: I. Kant, *Groundwork of the Metaphysics of Morals*, tr. and ed. M. Gregor (Cambridge University Press, 1998).

Key essays by the founders of utilitarianism, Jeremy Bentham and John Stuart Mill, including Mill's classic essay, are found in: *Utilitarianism and Other Essays: J.S. Mill and J. Bentham*, ed. A Ryan (Penguin, 1987). A clear and wide-ranging book that provides a useful and up-to-date analysis of utilitarianism is: R. Crisp, *Mill on Utilitarianism* (Routledge, 1997). A short introduction to utilitarianism and its philosophical problems is given in: J. J. C. Smart and B. Williams, *Utilitarianism for and against* (Cambridge University Press, 1973).

Many modern medical ethicists, and also health care professionals, find the approach of 'virtue ethics' useful and interesting. This approach derives from Aristotle and focuses on the character of the people who are faced with the difficult ethical issues. A book that collects together several articles using a virtue ethics approach, some of which are in the field of medical ethics, is: R. Crisp and M. Slote (eds.), *Virtue Ethics* (Oxford Readings in Philosophy; Oxford University Press, 1997). The editors' introduction gives a good analysis of virtue ethics.

A short introduction to medical ethics that takes a quite different approach from this book is: R. Gillon, *Philosophical Medical Ethics* (Wiley & Son, 1996). Gillon's book structures the analysis of medical ethics around the 'four principles' (see p. 65–66) and relates these to clinical practice. For a much larger textbook of medical ethics that pioneered this four-principle approach see: T. L. Beauchamp and J. F. Childress, *Principles of Biomedical Ethics*, 5th edn. (Oxford University Press, 2001), which is the world's best-selling medical ethics textbook.

Other good general books in medical ethics are:

J. Glover, *Causing Death and Saving Lives* (Penguin, 1977): although this is about end of life issues it is a good introduction to philosophical thinking applied to the medical setting

J. Harris, *The Value of Life* (Routledge & Kegan Paul, 1985)

P. Singer, *Practical Ethics*, 2nd edn. (Cambridge University Press, 1993): a racy and readable examination of some of the philosophical issues underpinning medical ethics

M. Parker and D. Dickenson, *The Cambridge Medical Ethics Workbook* (Cambridge University Press, 2001): this provides many cases taken from health care across several European countries, together with analysis of the cases – a combination of textbook and case book

A. Campbell, M. Charlesworth, Grant Gillett and Gareth Jones, *Medical Ethics* (Oxford University Press, 1997): accessible and relatively small textbook written by a team of philosophers and doctors

Medical Ethics Today: The BMA's Handbook of Ethics and Law (British Medical Association, 2004): more medical in its orientation than most textbooks of medical ethics

K. Boyd, R. Higgs, and A. Pinching, *The New Dictionary of Medical Ethics* (BMJ Books, 1997): an alphabetical list of terms and concepts in medical ethics

Together with colleagues, I have written a textbook in medical ethics and law aimed primarily at medical students and doctors: T. Hope, J. Savulescu, and J. Hendrick, *Medical Ethics and Law: The Core Curriculum* (Churchill Livingstone, 2003).

If you want to read some classic papers in medical ethics, the following are useful collections.

J. D. Arras and Bonnie Steinbock, *Ethical Issues in Modern Medicine*, 6th edn. (McGraw-Hill, 2002)

T. Beauchamp and L.Walters (eds.), *Contemporary Issues in Bioethics*, 5th edn. (Wadsworth Publishing Co., 1999)

M. Freeman (ed.), *Ethics and Medical Decision-Making* (Ashgate, 2001)

H. Kuhse and P. Singer (eds.), *Bioethics: An Anthology* (Blackwell Publishers, 1999)

The following are case books in medical ethics: G. E. Pence, *Classic Cases in Medical Ethics*, 2nd edn. (McGraw-Hill, 1994); G. E. Pence, *Classic Works in Medical Ethics: Core Philosophical Readings* (McGraw-Hill, 1998).

The academic world shares ideas through journals as much as through books, or discussion. Many of the articles, although by no means all, are readily accessible to the interested lay reader. The *Journal of Medical Ethics* aims at health professionals as much as at philosophers, and publishes clinical case studies, relevant social science as well as ethical argument. It also has a good website (see below). *Hastings Center Report* covers a wide range with social science and policy-oriented articles as well as more pure medical ethics.

Two other major international journals in medical ethics with a mainly philosophical perspective are: *Bioethics* and the *Kennedy Institute of Ethics Journal*. The *Bulletin of Medical Ethics* provides up-to-date news items and has short articles including briefing articles about, for example, media stories or parliamentary debates. The *Journal of Applied Philosophy* covers applied philosophy generally. This includes such areas as environmental ethics, criminology, business ethics, as well as topics in medical ethics.

There are of course innumerable websites of relevance to medical ethics. Here are three that also offer good gateways to further sites:

http://jme.bmjjournals.com/ This leads to the *Journal of Medical Ethics* website

http://www.ethox.org.uk/ The website for the Ethox Centre – the Medical Ethics Centre in Oxford where I work

http://bioethics.georgetown.edu/ The website of the Kennedy Institute that has the largest medical ethics library in the world. This is a good portal for databases in medical ethics

Chapter 2

If you want to pursue some of the philosophical issues raised in this chapter such as the acts-omissions distinction, or if you want to think about a broader range of problems around the end of life then an excellent, readable and philosophically sophisticated discussion is given by J. Glover, *Causing Death and Saving Lives* (Penguin, 1977). Ronald Dworkin, in his book *Life's Dominion: An Argument about Abortion, Euthanasia, and Individual Freedom* (Vintage Books, 1993), links end of life issues, including abortion, to individual freedom, as its subtitle suggests. This is not a comprehensive account of the issues but the application of a set of related perspectives to end of life issues. A useful book that covers a wide range of issues in medicine at the end of life is: D. W. Brock, *Life and Death: Philosophical Essays in Biomedical Ethics* (Cambridge University Press, 1993).

If you want to read more about euthanasia and physician assisted

suicide then the following three books are a good way in to the
literature:

M. Battin, R. Rhodes, and A. Silvers (eds.), *Physician Assisted Suicide:
Expanding the Debate* (Routledge, 1998)
G. Dworkin, R. G. Frey, and Sissela Bok, *Euthanasia and Physician-
Assisted Suicide: For and Against* (Cambridge University Press, 1998)
J. Keown, *Euthanasia Examined* (Cambridge University Press, 1995)

Chapter 3

The argument against the 'rule of rescue' given in this chapter is based
on: T. Hope, 'Rationing and Life-Saving Treatment: Should Identifiable
Patients have Higher Priority?', *Journal of Medical Ethics*, 27/3 (2001),
179–185.

For a good collection of both practical and theoretical papers covering
a wide range of contemporary issues in health care rationing see:
A. Coulter and C. Ham (eds.), *The Global Challenge of Health Care
Rationing* (Open University Press, 2000); and M. Battin, R. Rhodes,
and A. Silvers (eds.), *Medicine and Social Justice* (Oxford University
Press, 2002), which provides an up-to-date collection with perspectives
from both sides of the Atlantic.

Cost-effectiveness analysis is a technique developed by health
economists for trying to get a handle on comparing different types of
treatment (or other health care intervention). The method aims at
estimating the cost for a standardized unit of health gain. The most
commonly used standardized unit is the 'Quality Adjusted Life Year'
or QALY. A book that provides an up-to-date European perspective on
QALYs in practice is: A. Edgar, S. Salek, D. Shickle, and D. Cohen, *The
Ethical QALY: Ethical Issues in Healthcare Resource Allocations*
(Euromed Communications, 1998). This book covers the measurement
of QALYs, the ethical and technical difficulties with them, and
contains a number of short summaries of health care rationing in
various European countries, including some from the former Eastern
Europe.

A detailed and quite technical book on the various kinds of cost-effectiveness which discusses both the ethical and economic aspects is: M. R. Gold, J. E. Siegel, L. B. Russell, and M. C. Weinstein (eds.), *Cost-Effectiveness in Health and Medicine* (Oxford University Press, 1996).

The *Journal of Medical Ethics* published an interesting and lively debate about the ethical strengths and weaknesses of the cost-effectiveness approach to rationing. J. Harris argued against QALY theory: 'QALYfying the Value of Human Life', *Journal of Medical Ethics*, 13 (1987), 117–123. P. Singer, J. McKie, H. Kuhse, and J. Richardson reply to Harris: 'Double Jeopardy and the Use of QALYs in Health Care Allocation', *Journal of Medical Ethics*, 21 (1995), 144–150. Harris defended his original position: 'Double Jeopardy and the Veil of Ignorance – a Reply', *Journal of Medical Ethics*, 21 (1995), 151–157. The debate is summarized by T. Hope: 'QALYs, Lotteries and Veils: The Story so Far', *Journal of Medical Ethics*, 22 (1996), 195–196. The debate then continued in three adjacent articles in the same volume:

J. McKie, H. Kuhse, J. Richardson, and P. Singer, 'Double Jeopardy, the Equal Value of Lives and the Veil of Ignorance: A Rejoinder to Harris', pp. 204–208

J. Harris, 'Would Aristotle have Played Russian Roulette?', pp. 209–215

J. McKie, H. Kuhse, J. Richardson, and P. Singer, 'Another Peep behind the Veil', *Journal of Medical Ethics*, pp. 216–221

Chapter 4

The first major exploration of the non-identity problem from a philosophical angle is in: D. Parfit, *Reasons and Persons* (Oxford University Press, 1984), ch. 16. A more extended analysis of the implications of the non-identity problem for doctors, with references to some of the more recent articles is given in: T. Hope and J. McMillan (2004) [in preparation].

An early and lively discussion of issues raised by the possibility of selecting the characteristics of our children is given in: J. Glover, *What*

Sort of People Should There Be? (Pelican, 1984). For more general
coverage of ethical issues around assisting reproduction see: J. Harris
and Soren Holm (eds.), *The Future of Human Reproduction: Ethics,
Choice and Regulation* (Oxford University Press, 1998). This is a
collection of essays. The introduction by Harris provides a useful
overview of ethical issues in assisted reproduction. J. Robertson,
Children of Choice: Freedom and the New Reproductive Technologies
(Princeton University Press, 1994), provides an examination
of a wide range of issues associated with assisted reproduction
and the new genetics with extensive coverage of the associated
literature.

The most obvious area of reproductive medicine that raises important
ethical concerns is that of abortion. A brief overview of some of the
main positions on abortion is given in: T. Hope, J. Savulescu, and
J. Hendrick, *Medical Ethics and Law: The Core Curriculum* (Churchill-
Livingstone, 2003), ch. 9. More detailed, but readable discussions are
in: J. Glover, *Causing Death and Saving Lives* (Penguin, 1977) and
R. Dworkin, *Life's Dominion: An Argument about Abortion, Euthanasia,
and Individual Freedom* (Vintage Books, 1993). Two articles that
provide perspectives on the morality of abortion that get away from the
focus on the moral status of the embryo are: J. J. Thomson, 'A Defence
of Abortion', *Philosophy and Public Affairs* (Princeton University
Press, 1971), reprinted in P. Singer (ed.), *Applied Ethics* (Oxford
University Press, 1986); R. Hursthouse, 'Virtue Theory and Abortion',
Philosophy and Public Affairs. 20 (1991), 223–246, reprinted in R. Crisp
and M. Slote (eds.), *Virtue Ethics* (Oxford University Press, 1997),
pp. 217–238.

Chapter 5

Anne Thomson, *Critical Reasoning in Ethics* (Routledge, 1999),
provides a clear and thorough examination of thinking about ethics
with many examples. A useful source book of types of fallacy and of valid
reasoning in a simple dictionary style is N. Warburton, *Thinking from A
to Z* (Routledge, 1996). For an entertaining introduction to formal logic,
see G. Priest, *Logic: A Very Short Introduction* (Oxford University Press,

2000). This book has a good account of the sorites paradox and the slippery slope argument, but, despite its brevity and accessibility, this sister book gets into some pretty technical stuff.

For a lively, but far from superficial, introduction to ethics, and ethical theory, see: S. Blackburn, *Ethics: A Very Short Introduction* (Oxford University Press, 2001). And if you want to take a further step back – from ethics to philosophy more generally – see: E. Craig, *Philosophy: A Very Short Introduction* (Oxford University Press, 2002). An excellent history of ethics, that is also an excellent introduction to the subject, is A. MacIntyre, *A Short History of Ethics* (Routledge Classics; Routledge, 2002).

The critical philosophical tradition – the tradition of argument – began in ancient Greece around the 6th century BC. An excellent introduction to Greek philosophy is: J. Annas, *Ancient Philosophy: A Very Short Introduction* (Oxford University Press, 2000). And why not dip into Plato himself, and meet Socrates as both questioner and orator. An engaging place to start is with the Plato dialogues that are sometimes brought together as the 'Trial and Death of Socrates': *Euthyphro*, *Apology* (an account of Socrates' trial, and one of the dramatic masterpieces), *Crito*, and *Phaedo* (which ends with Socrates' last words as the paralysing effect of hemlock creeps up his body). All four are available (together with a fifth dialogue) in Plato, *Five Dialogues: Euthyphro, Apology, Crito, Meno, and Phaedo*, tr. G. M. A. Grube (Hackett Publishing Co., 2002). The *Apology* and *Phaedo* are available as an audiobook from Naxos.

Chapter 6

The 'anti-psychiatry' movement of the 1960s produced some trenchant and well-written critiques of the whole idea of mental illness and the coercive ways in which society treats the mentally ill. Two of the most influential such books were: R. D. Laing, *The Divided Self* (Penguin Books, 1990; 1st publ. 1960), and T. Szasz, *The Myth of Mental Illness*, rev. edn. (Harper Collins, 1984; 1st publ. 1960). An excellent edited collection covering a wide range of areas of ethics and mental illness is:

R. Bloch, P. Chodoff, and S. A. Green, *Psychiatric Ethics*, 3rd edn. (Oxford University Press, 1999).

It is in the field of mental illness that philosophical issues about the concept of disease and classification have been most discussed. Two useful overviews of some key positions and arguments are found in C. Boorse, 'A Rebuttal on Health', in J. F. Humber and R. F. Almeder (eds.), *Defining Disease* (Humana Press, 1997), pp. 7–8, and K. W. M. Fulford, 'Analytic Philosophy, Brain Science, and the Concept of Disorder', in Bloch *et al.*, *Psychiatric Ethics*.

A good starting point for the literature on the abuse of psychiatry for political purposes is: P. Chodoff, 'Misuse and Abuse of Psychiatry: An Overview', in Bloch *et al.*, *Psychiatric Ethics*.

Although not discussed in this chapter, there are many ethical issues that arise from the practice of psychotherapy. These are discussed in some detail in J. Holmes and R. Lindley, *The Values of Psychotherapy* (Oxford University Press, 1991).

Chapter 7

The ethical issues that arise from modern genetics are the current growth industries of medical ethics. For an extensive list of further reading see: T. Hope, J. Savulescu, and J. Hendrick, *Medical Ethics and Law: The Core Curriculum* (Churchill-Livingstone, 2003), pp. 112–113.

British Medical Association, *Human Genetics: Choice and Responsibility* (Oxford University Press, 1998), gives the British Medical Association's position on ethics and genetics. An excellent book on ethics and the new genetics which thoroughly covers the literature is A. Buchanan, D. W. Brock, N. Daniels, and D. Wikler, *From Chance to Choice: Genetics and Justice* (Cambridge University Press, 2000). J. Harris, *Clones, Genes and Immortality* (Oxford University Press, 1998) is written in Harris's characteristically vigorous style.

Few can resist the lure of taking up a strong position on the ethics of human cloning. Perhaps not the stuff of ordinary clinical practice, but it is certainly good for discussion over a pint of beer. For a 'what is all the fuss about' approach read: J. Harris, '"Goodbye Dolly?" The Ethics of Human Cloning', *Journal of Medical Ethics*, 23 (1997), 353–360. For a collection of essays on cloning from a variety of perspectives: M. C. Nussbaum and C. R. Sunstein (eds.), *Clones and Clones: Facts and Fantasies about Human Cloning* (W. W. Norton & Co., 1998). For an overview of the history and facts as well as some of the philosophical issues see: A. J. Klotzko, *A Clone of your own?: The Science and Ethics of Cloning* (Oxford University Press, 2004).

For a good history of eugenics see: D. J. Kevles, *In the Name of Eugenics: Genetics and the Uses of Human Heredity* (Harvard University Press, 1995). A good overview and analysis of eugenics is provided in D. Wikler, 'Can we Learn from Eugenics?', *Journal of Medical Ethics*, 25/2 (1999), 183–194.

Prenatal diagnosis of genetic conditions that cause disability, followed by termination of pregnancy, has been the object of considerable criticism on the grounds not that termination is wrong *per se* but because this discriminates against the disabled. For a collection of papers on this issue, see: E. Parens and A. Asch (eds.), *Prenatal Testing and Disability Rights* (Georgetown University Press, 2000).

The time may not be far off when genetic methods can be used, not to prevent disease or disability, but to enhance humans – for example to increase intelligence. Most of us believe it is right to enhance children's intellectual abilities through good education. Is it right to enhance children's intelligence through gene therapy? If you want to read about this issue, try N. Holtug, 'Does Justice Require Genetic Enhancements?', *Journal of Medical Ethics*, 25/2 (1999), 137–143 and J. Savulescu, 'In defence of selection for non-disease genes.', *American Journal of Bioethics* 175 (2001) p. 1. For an excellent collection of essays on genetic enhancement: E. Parens (ed.), *Enhancing Human Traits: Ethical and Social Implications* (Georgetown University Press, 1998).

Chapter 8

If you want to read more about research in poor countries see Notes and references (above) and also R. Macklin, *Double Standards in Medical Research in Developing Countries* (Cambridge University Press, 2004), written by one of the participants in the CIOMS guidelines. A detailed examination of the ethical issues surrounding consent to participate in medical research is provided in: L. Doyal and J. S. Tobias (eds.), *Informed Consent in Medical Research* (BMJ Books, 2001), pp. 266–276.

There are several guides to the ethical evaluation of medical research that combine some philosophical analysis with practical help for researchers and those on research ethics committees. The most philosophical is D. Evans and M. Evans, *A Decent Proposal: Ethical Review of Clinical Research* (John Wiley & Sons, 1996). For a look at research from goal-based, duty-based and right-based perspectives, and including many case studies, see: C. Foster, *The Ethics of Medical Research on Humans* (Cambridge University Press, 2001).

For a look at the historical background to the control of medical research see: G. J. Annas and M. A. Grodin (eds.), *The Nazi Doctors and the Nuremberg Code: Human Rights in Human Experimentation* (Oxford University Press, 1992), and for a philosophical overview: B. A. Brody, *The Ethics of Biomedical Research: An International Perspective* (Oxford University Press, 1998).

One important area that I have not even mentioned is the use of animals in medical research. A useful introduction and sourcebook to further reading is: L. Grayson, *Animals in Research: For and Against* (British Library, 2000).

A useful website to guidelines about the ethical conduct of medical research with links to other relevant sites is the UK Department of Health site at: www.corec.org.uk